CINに対する円錐切除術
―谷口式根治的高周波円錐切除術のすべて―

医療法人定生会　谷口病院
理事長　谷口　定之
著

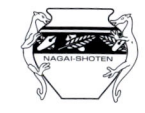

永井書店

序　文　わが国においては，1965年〜1970年代には子宮腟部びらんを如何にして治療すべきかということが当時の学会において多々論じられた．そのことは薬物療法に始まり，硝酸銀の局所焼灼法，烙鉄法，エンメット氏乱切法，ノーベルコロナ焼灼法，電気焼灼法，冷凍凝固法，高周波凝固法，レーザー蒸散法，等々の出現と歴史からも明らかである．

　1980年代に入って，谷口式根治的高周波円錐切除術を筆頭にレーザーによる円錐切除の発表が相次ぐようになった．

　さらに，1994年に韓国（金　賢皓教授：釜山）から二度にわたり高周波円錐切除法を見学に来日し，それ以後韓国では爆発的に本法が普及するようになった．

　次いで，2000年に中華人民共和国の大連市，ハルピン市，北京市などの医師会から招請講演の依頼があり，中国講演を行ったが，ここでも多くの賛同者を得られた．

　これに先立ち，わが国において2，3の大学に小生考案の円錐切除器と下平式凝固器を寄贈したが，一時的に使用頂けたが2，3年で下火となって行く傾向があった．しかし，最近になって，筑波大学を筆頭に2，3の大学と大病院で本法を追試して頂けるようになりつつある．

　振り返れば1980年代，小生が初めて手がけた頃には反対論者も多かったが，今日では円錐切除により臓器温存を目的とした縮小手術が本流となり，CIN〜MICにおいても本法を行い，その後出産した女性が数多く出て来たことは誠に喜ばしいことであると考えている．

　さらに，根治的高周波凝固法を行った女性の妊孕率を検討し，自然の女性群と有意差のないことを実証し，本法を行っ

た女性の妊娠分娩に及ぼす影響についても検討した．

　一方，本法を受けた女性の早産率を眺めると，p＞0.05の確率で有意に早産傾向を示すことを実証した．

　最後に異形成からCIN，さらにはMICの症例とHPVの感染率およびタイピングを行い，中等度異形成以上の群で明らかにハイリスク型HPVの感染率が高いこと，さらにわが国においては16型に次いで58型の感染が多いことなどを実証した．

　しかし，未だ喰わず嫌いの産婦人科医も数多いことから，一応四半世紀の実績から十分なエビデンスを得，方法論的には完成に近づいた本法を後輩諸氏に贈りたく，集大成した研究内容を一冊の単行書として出版することとした．これによって広く一般臨床医が日常診療に応用し，より正確なより早期の発見が出来，CIN-2度以上微小浸潤癌の治療を行って頂けるならば，進行癌の撲滅と臓器温存により，QOLをより高めることに資することが出来るものと考えている．

　終わりに臨み先輩諸兄のご批判，ご教示を願い上げる次第であります．

2003年3月1日

谷口　定之

目　　次

第1章　CINに対する根治的高周波円錐切除術　　1

　はじめに　1
　I. 治療方法　2
　　1. 術前検査ならびに準備　2
　　　1）帯下の検査および腟炎の治療　2
　　　2）細胞診，コルポスコピーならびに狙い生検　2
　　　3）術前一般検査　2
　　2. 器　械　2
　　　1）円錐切除器 cutting probe　2
　　　2）高周波凝固器　3
　　3. インフォームド・コンセント　3
　　4. 手術手技　4
　　5. 治癒経過　7
　　6. 亜連続切片による病理組織検査　7
　II. 治療成績　12
　　1. 対　象　12
　　2. 治療成績ならびに追跡調査　12
　　3. 各種治療法との比較　14
　III. 手技に関する考察　15

第2章　根治的高周波円錐切除術後の問題点　　17

　I. 円錐切除術後の病巣断端遺残について　17
　II. 根治的高周波円錐切除術における術中術後の止血方法について　19
　　1. 術中の出血とその止血方法　19
　　　1）術中止血法－I. 高周波凝固止血　19
　　　2）術中止血法－II. 挟鉗後高周波凝固　20

3）術中止血法－Ⅲ. 下部動脈下行枝の縫合　　20
　2. 術後経過中に発生する出血について　　21
　　　1）術後出血止血法－Ⅰ. オキシセルガーゼ＋ガーゼ圧迫法　　21
　　　2）術後出血止血法－Ⅱ. 高周波凝固止血法　　21
　　　3）術後出血止血法－Ⅲ. 子宮動脈下行枝の縫合　　22
　3. 術後出血を予防するための注意事項　　23
　　　1）患者に対して注意すること　　23
　　　2）医師に対する注意　　23
　4. 高周波凝固法による組織の変性　　24

第3章　根治的高周波円錐切除術後の妊孕率と妊娠・分娩例　　－根治的高周波円錐切除術の妊孕性に関して－　27

Ⅰ. 臨床成績　27
　1. 高周波円錐切除法後の妊孕性について　　27
　2. 高周波凝固法後の妊孕性について　　30

Ⅱ. 理論づけ　31
　1. 円錐切除術後の頸管粘液の減少は不妊の原因となるか？　　31
　2. 円錐切除術後のフナーテストによる子宮腔内精子の証明　　31

第4章　高周波円錐切除術を受けた症例のHPV-DNA　　33

Ⅰ. HPV-DNA検査の方法　33
Ⅱ. 結果　34
　1. CINおよびMICに高周波円錐切除術を行った症例　　34
　2. 細胞診分類から眺めたHPV感染率の比較　　34
　3. high risk型HPV感染の有無と最終病理診断　　35
　4. HPVタイピングと細胞診　　35
　5. HPVタイピングと病理組織診　　35
　6. CIN Ⅰ～Ⅱにおけるhigh risk型HPV感染の陽性率
　　　とタイピングの割合　　37
　7. CIN Ⅲにおけるhigh risk型HPV感染の陽性率
　　　とタイピングの割合　　38

第5章　谷口式高周波円錐切除術に関するＱ＆Ａ　　39

追　補　子宮頸部びらんの治療法　　43
　Ⅰ．びらん治療の歴史　　43
　Ⅱ．高周波凝固法の原理　　44
　Ⅲ．術前，術後検査と腟部びらんの診断および
　　　　術前，術後の癌検診の必要性　　44
　Ⅳ．高周波凝固法の手技　　45
　Ⅴ．術前，術後のインフォームドコンセント　　48
　Ⅵ．高周波凝固法の治癒経過ならびに組織学的経過　　49
　Ⅶ．治　療　成　績　　53
　Ⅷ．副作用および問題点　　54
　　1．帯下の増加　　54
　　2．出　　　血　　54
　　3．外子宮口狭窄および子宮腟部の縮小　　55
　　4．上皮内癌および異形成腟部びらんへの応用　　56
　　5．びらん治療後の治癒機序　　57
　結　　論　　57

第 1 章

CIN に対する根治的高周波円錐切除術

はじめに

わが国においては，いまだ子宮頸部上皮内新生物 cervical intraepitherial neoplasia（CIN）に対する治療方針は必ずしも一致せず，一方では上皮内癌 carcinoma in situ（CIS）に及んでもさらに追跡調査のみを重視するグループがあるかと思えば，他方，高度異形成，ときには中等度ないし軽度異形成でさえ前癌状態として，患者に子宮全摘出術を勧めているグループすらあるのが現実である．

著者[1)-5)]は1975年以来，高周波凝固法を本来の目的である，びらん治療にとどまらず，CINすなわち異形成ならびに上皮内癌にまで応用を拡大し，さらに1980年以来，今は半ば忘れ去られつつある佐伯式電気円錐切除器をmodifyした高周波円錐切除器を試作し臨床応用してきたが，CINに対する応用となると15年前の時点では問題点も多く，当初それが著者一人のpilot studyに止まるならば許容されるとしても，広く臨床医家が安易に応用されることの危険性について，一部の人々から注意や警告を与えられたものである．

時代の流れとでもいうべきか，世界的な風潮として，外科，婦人科領域を問わず，なるべく臓器を温存しようとする動きが高まるなかで，わが国においても冷凍凝固やとくにレーザーの導入によって，CINに対して子宮を温存する形での治療を行う傾向が高まりつつあり，各大学でも競ってこの種の発表がなされるに至っている．

以上の事実から厳重なる術前検査のうえで，診断の確実なCINに対しては出来るだけ侵襲の少ない方法，すなわち冷凍凝固や高周波凝固，あるいはレーザー蒸散や種々の円錐切除を行ったうえで，慎重にfollow upすることは今日決して無謀な方法でなく，むしろ現実的な手段と考えている．

したがって，本書ではレーザーのごとく高価な設備を持たない実地医家のレベルでも十分行い得る，著者が開発した根治的高周波円錐切除術の実際について解説する．

I. 治療方法

1．術前検査ならびに準備
1）帯下の検査および腟炎の治療
これはもちろんのことであるが，術後の子宮内膜炎，附属器炎，骨盤内炎症性疾患 pelvic inflammatory disease（PID）を予防する目的である．腟炎，頸管炎などが証明されれば，当然術前に治療しておく必要がある．
2）細胞診，コルポスコピーならびに狙い生検
CINの治療という以上，当然あらかじめ細胞診は行われているが，紹介患者の中にはコルポスコピーが施行されていないケースや狙い組織診すら行われていない場合もある．これらの成績を信じないわけではないが，それ以上の病変，とくにinvasive ca.が潜伏していないか否かをrule outする目的から，細胞診，およびコルポスコピー下における，multiple target biopsies（複数箇所からの狙い生検）を行う．いわゆる扁平円柱上皮境界 squamocolmnar junction（SCJ）が頸管内に存在する場合には，細胞診は腟部のみでなく頸管内よりも採取すべきで，組織診としては頸管内掻爬も行うことが望ましい．必要なときには，植木らが盛んに推奨するサービスコピーなどを用い，子宮頸管内への病変の広がりを検討することが望ましい．
3）術前一般検査
局麻あるいは全麻にしろ麻酔を行う以上，また術後の出血は多かれ少なかれ存在することを考えれば，たとえ通院で行う手術とはいえ，血液検査およびEKG，肺活量など通常の術前検査は必要である．

2．器　　械
1）円錐切除器 cutting probe
著者の製作した数種類のプローブのうち，それぞれの症例に適したものを選ぶ．すなわち，一般には45度のものを用いればよいが，SCJの位置によって病変が頸管内にあると推定されるものでは鋭角のものを選ぶ．また，子宮腟部

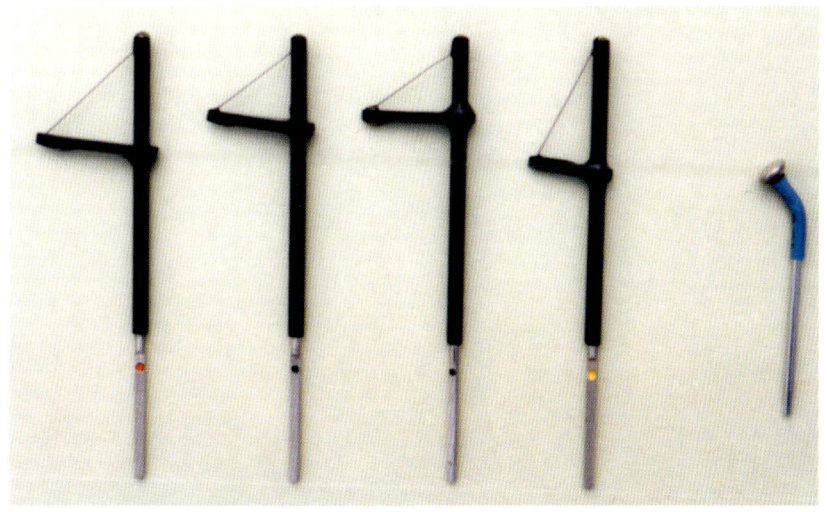

■写真1　谷口式円錐切除器■
　症例によって角度および大きさを選択する．右端は下平式半円型プローブである．

の大小によって，micro-coneを必要とするもの，large-coneを必要とするもので，その症例に適したプローブを選択すればよい（写真1）．

円錐切除後の出血部位を止血する目的と断端の周辺およびendo-cervixをさらに凝固する目的で，下平[6]式の半球型の凝固用導子も同時に準備しておく．

2）高周波凝固器

高周波凝固器としては，著者は現在オネストメディカル社製MGI-201型を用いている．

3．インフォームドコンセント

まず治療に先だって，これが最も大切な項目であると考えている．

1次検診あるいは2次検診のうちからCINを発見した患者に対しては，癌検診の目的はここにあるのであって，不幸中の幸とでもいうべきか，この時期にみつけ，この時期に癒してこそ，癌検診の意味があるのだということを説明する．そのうえで，現在わが国においては，異形成〜上皮内癌をいかに取り扱うかは，医師によってさまざまであって，一部の医師は，そのまま放置して，自然消退を期待しながら追跡していき，癌になればその時に手術すればよいと言うであろうし，他方極端な場合では，将来癌になる可能性が高いのだから，今のうちに子宮を摘出してしまう方が安全だという医師もある．しかし，著者

は，後者のように子宮を取ってしまおうということは行き過ぎのように思うし，前者のようにそのまま放置して，細胞診や2次検診のみで，徒に長く追跡調査していることは，やがてその人は癌ノイローゼにも近い状態となる可能性が高いのではないかと考えていると説明する．「したがって，私が貴女に薦めたい方法としては」ということになるが，CIN Iのものでは未婚者および未産婦は追跡調査を原則とし，経産婦では積極的に治療目的で円錐切除を行うことで，少なくとも現在発生しかけている前癌状態を今の時点で全治させ得ることができるのだということを説明する．しかも円錐切除を行って，もっと詳しく調べてみれば，なかにはさらに高度の病変が見つかり，「今のうちに治療してよかったね」というようなケースもしばしば存在したことも付け加える．

　CIN II～IIIの場合には，これは原則として未産婦，経産婦を問わず，治療と診断の2つの目的から本法を行うことを薦め，その結果CINの範囲なら6週間の通院治療で治療は完了し，そうしておいて術後3ヵ月，6ヵ月，1～5年と追跡していくことが望ましいのではないかということを説明する．なお，円錐切除術を行うことのもう一つの目的は，3次検診としてさらに詳しい超精密検査をするということで，術前の2次検診ではCIN IIであっても，連続切片の病理組織診で，微小浸潤癌の出現する可能性もまれにあるが，そのときには思い切って，子宮を取る手術をする決心が必要であることも併せて説明する．

　しかし，「最終的にはどの方針を選ぶかは貴女自身が決められることで，御主人ともよく相談のうえ，今後の方針を決めましょう」と説明する．

4．手術手技

　本法は外来通院治療で十分行い得る方法である．すなわち，まず患者を内診台に上げ，型のごとく外陰部の消毒および腟洗を行ったのちに，臀部に対極板を密着させ，腟鏡で子宮腟部を十分露出する．次に，高周波凝固器のメスホルダーに前述の円錐切除器を固定し，前もってコルポスコピー下に病変の存在を推定した部分のうち，所見の乏しい部分から円錐切除を開始し，なるべく，あまり長く同じ箇所にとどまることなく一気に切除を進めていく．あまり長く1ヵ所にとどまっていると電気凝固の変性が生じるので，病理組織診に際し影響を受けることを防ぐためである．この場合，要領よく行うためには，単鈎を切除部位の反対側で，しかも切除を予定している部位よりもおよそ1cm外側で把持し，円錐切除器を180°回転しながら切除を進め，そこで一時通電を止めて，改めて反対側をつまみ直し，さらに切除を進めることによって自由に切

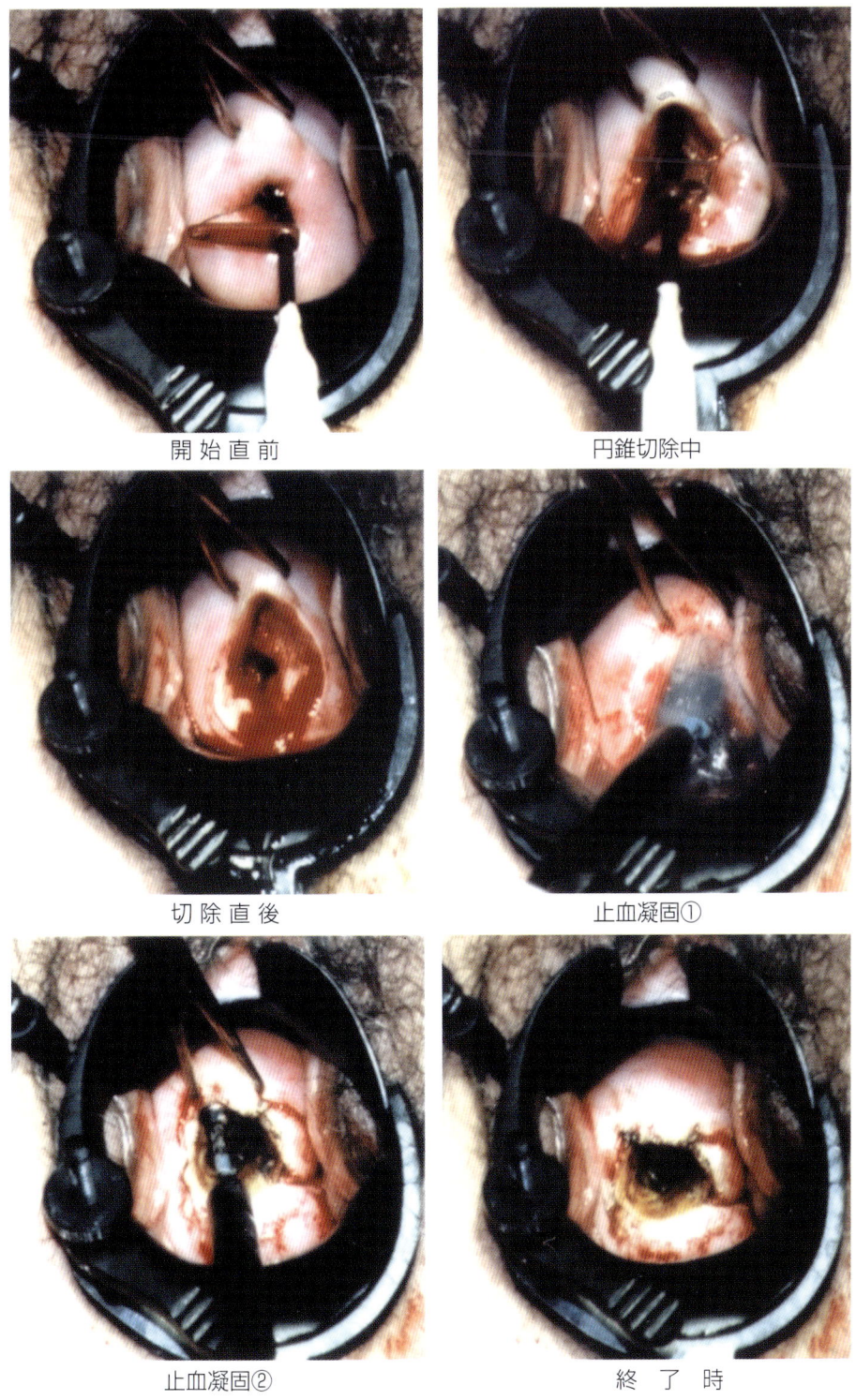

■写真2　根治的高周波円錐切除術■

除部位をコントロールすることができる．切除に要する手術時間はおよそ10数秒である（写真2）．

　円錐切除術が終了すると，切断面から多少の出血をみるが，これらは下平式

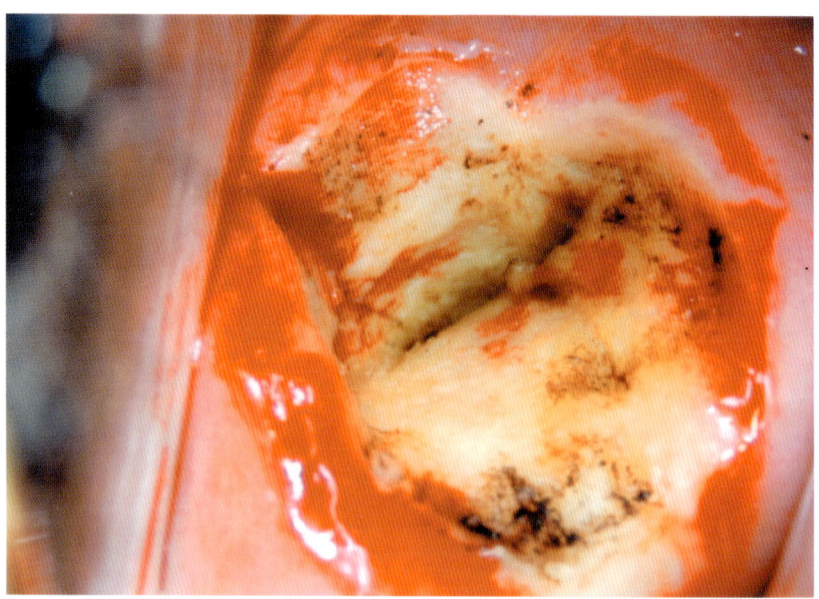

■写真　3■

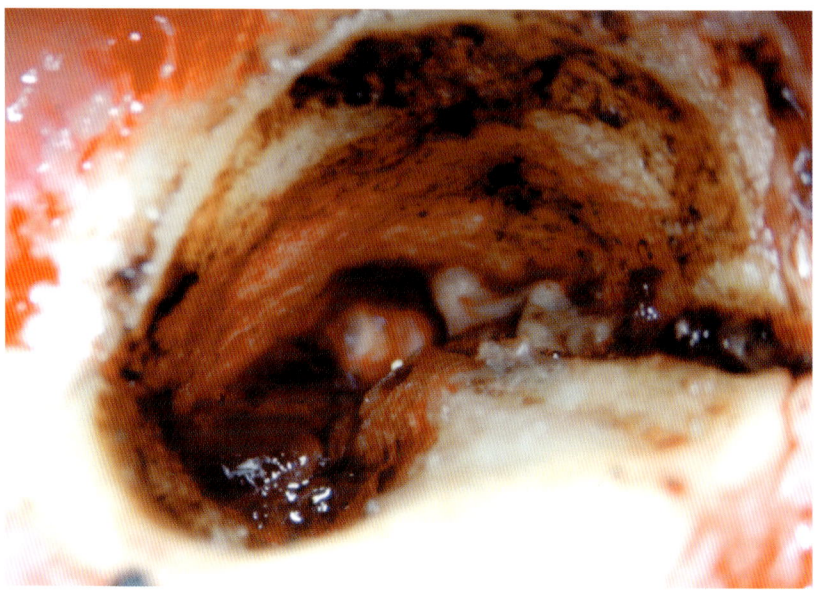

■写真　4■

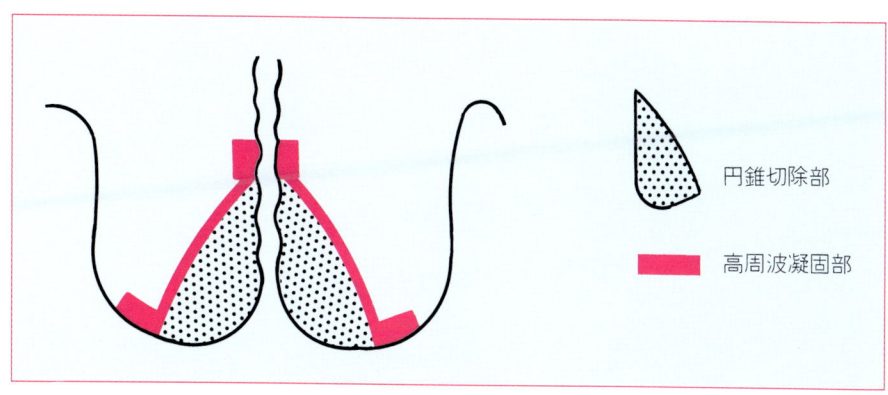

■図1　根治的高周波円錐切除のシェーマ■
highfrequency current electric radical conization

の半球形の導子で凝固すれば容易に止血する．
　次いで，円錐切除術で切り取った部分のさらに内側，すなわちendo-cervix側を5～10mm下平式の半球形の導子で凝固し，さらにecto-cervix側の辺縁を5mm程度同様に凝固する（写真3，4）．この作業は円錐切除によって遺残した可能性のある部分を高周波にて凝固壊死させるためであり，これに1980年根治的高周波円錐切除術（highfrequency radical cone）と命名し，日本産婦人科手術学会において発表した（図1）．

5．治癒経過
　高周波凝固やレーザーと同じく約6週間で完全に扁平上皮に置換され，コルポスコピー上も美しいcolumnal epithelとして捉えられる（写真5）．
　治癒過程における出血は多かれ少なかれ存在するが，高周波凝固時にまれにみる大量出血などは経験しておらず，下平式高周波凝固の治癒過程における出血よりは遥かに少ない．

6．亜連続切片による病理組織検査
　切離した標本（写真6）は，10％フォルマリン固定ののち，10～24分画の亜連続切片として切り出し病理組織検査を依頼する（筆者の場合には大阪府医師会検査センターおよび和歌山医科大学病理学教室に依頼した）（写真7）．
　なお，高周波円錐切除術で切離した標本は十分病理組織診断に提供し得るもので，素早く切り離されたものでは，切断面およびその辺縁はほとんど電気凝固による変性がみられず，存在してもわずか0.5mm程度のものである．した

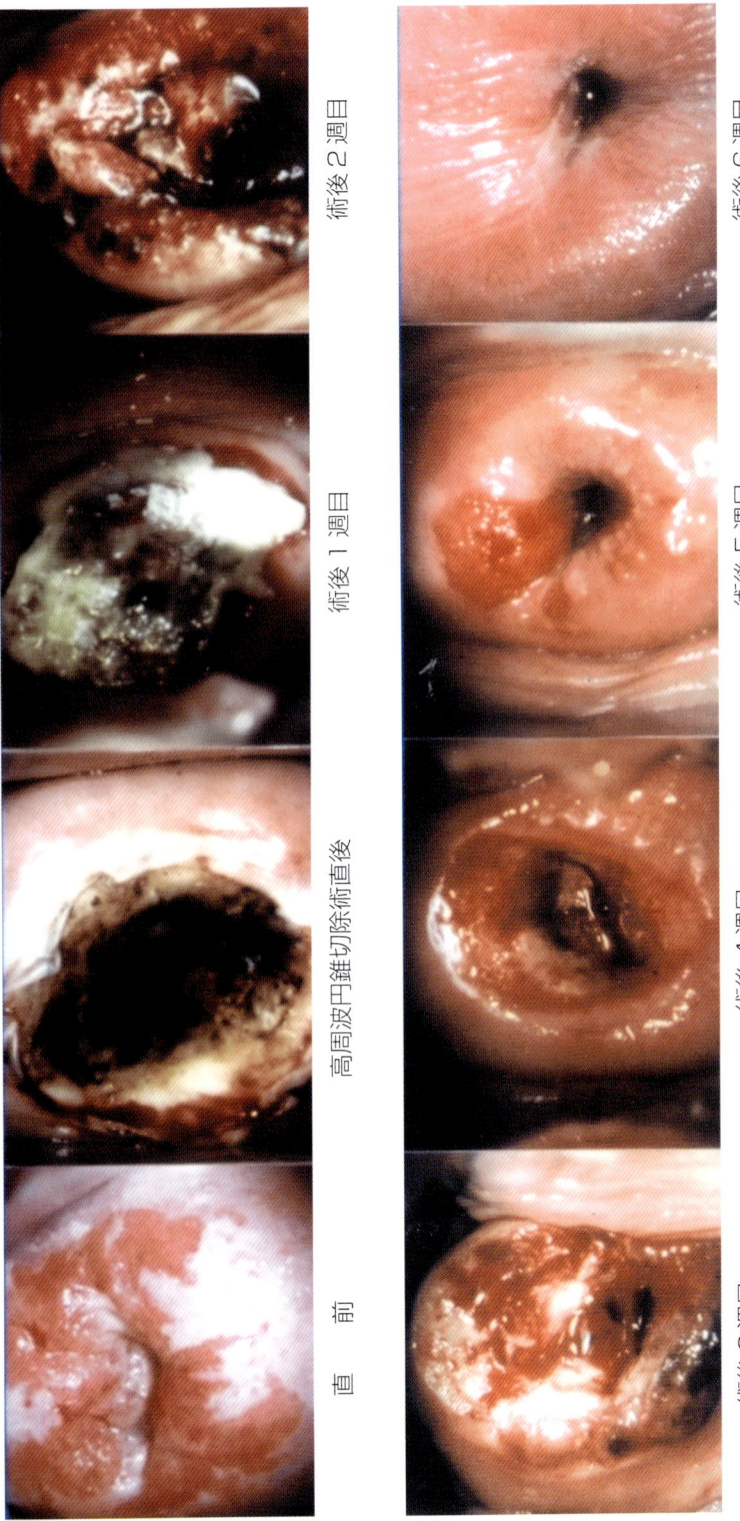

■写真5 治癒経過

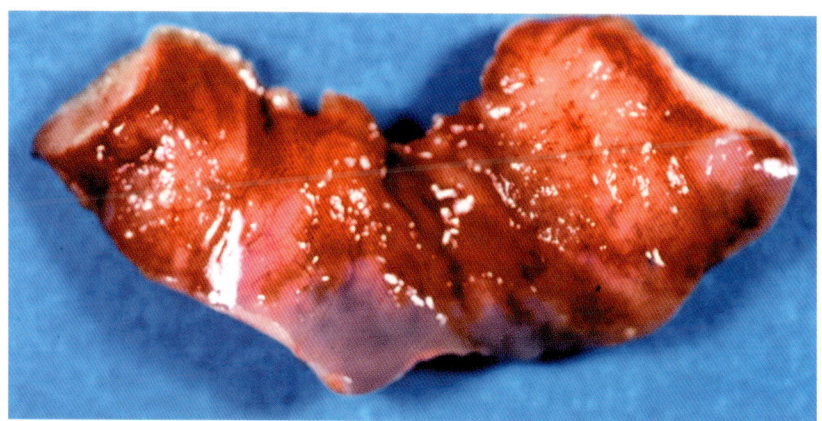

■写真6　切離標本■

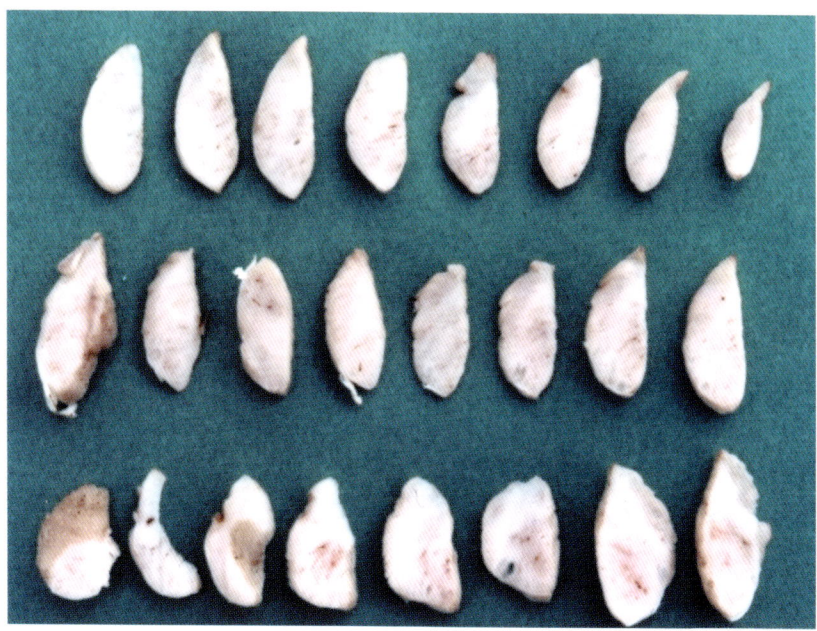

■写真7　切離標本（24分画の亜連続切片）■

がって，内外両断端にCINの病変が及んでいないことを確かめれば，遺残のないことも証明される（写真8，9）．

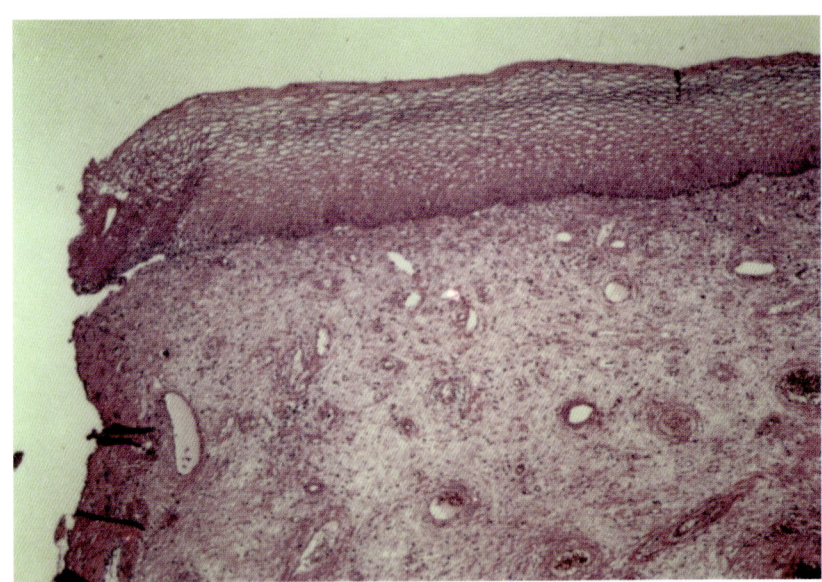

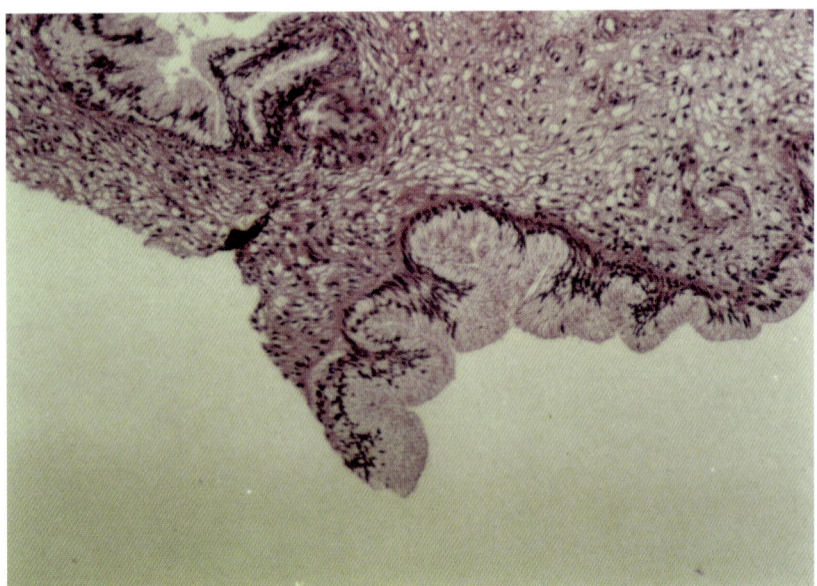

■**写真8　病理組織所見**■
　上下いずれの組織においても高周波による凝固変性は極めて少なく，顕微鏡用標本として十分提供しうるものであり，かつ診断が可能である．

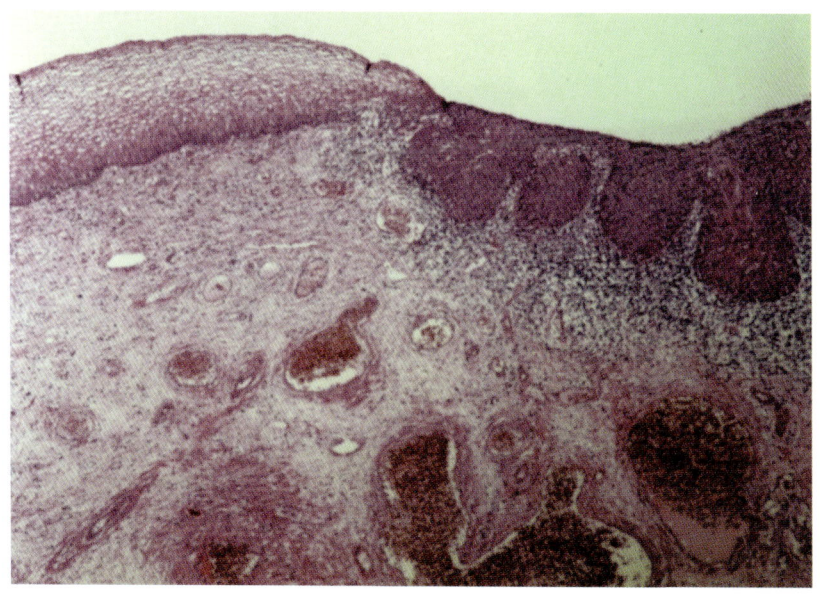

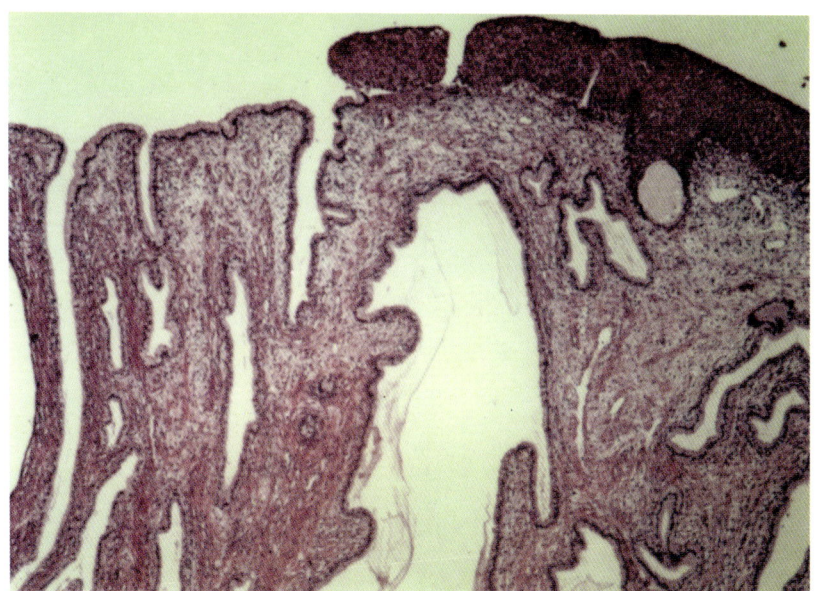

■**写真9 病理組織所見**■
　標本のなかでCINの所見が消失しているもの，あるいは切離断端(margine)に病変がないことを確認すれば，病巣遺残のないことが証明される．

II. 治 療 成 績

1. 対　　　象

主として1975～1980年までの初期には，CINの治療に高周波凝固法のみを用いたが，この群の症例数は総計81例であった．次いで1981～2001年まではもっぱら高周波円錐切除法によって治療した群であって，計573例に及んでいる．すなわち，全体としては654例のCINを治療対象とした．

2. 治療成績ならびに追跡調査

まず高周波凝固のみで治療した81例の内訳は表1のごとくであるが，これらの症例については，最長15年の追跡調査においても，その後，異形成や上皮内癌に進行したものは1例も認めていない．

ただし，術後3ヵ月以内に細胞診でクラスIIIaの出現したものは4例存在するが，6～12ヵ月でクラスI～IIに転化している．

次いで高周波円錐切除術を行った群については，その最終診断による内訳は表2に示すごとくである．

ここで興味ある2～3の成績をあげれば，まず術前の細胞診と最終診断との間の一致，あるいは不一致を示した症例をまとめたのが表3である．細胞診で

表1　高周波凝固法により治療を行ったCIN症例

Dysplasia以下（クラスIII～クラスIIIb）	Dysplasia			CIS	MIC以上
	D. mild	D. mod	D. severe		
15	44	14	4	4	0

表2　CINおよびMICに高周波円錐切除術を行った症例

最終診断 / 症例数	Dysplasia以下	D. mild	D. mod	D. severe	CIS	MIC Ia	MIC Ib
573	31	179	135	103	110	10	5

表3　細胞診クラス分類とその最終診断

最終診断 クラス分類	Dysplasia以下 （クラスIII～ クラスIIIb）	D. mild	D. mod.	D. severe	CIS	MIC Ia	MIC Ib	計
I		2						2
II	2	41	10	1	2			56
IIIa	23	119	96	54	19	3	1	315
IIIb	6	14	23	41	36	4	1	125
IV		2	6	5	41	2		56
V		1		2	12	1	3	19
計	31	179	135	103	110	10	5	573

平成13年12月31日現在

は，クラスIIIaあるいはIIIbを示しながら術前のmultiple target biopsiesあるいは高周波円錐切除術による連続切片においても組織学的にCINを証明し得なかった症例があるかと思えば，一方細胞診に相当する組織背景より2ランクも3ランクも上の組織所見を示したものもあり，この意味からもCIN治療に際しては，外来での2次検診の厳密さが要求されると同時に，円錐切除による3次検診の重要性を示唆した成績であると考えている．

　青く網掛けで示したところは，細胞診と最終診断がほぼ合致している．赤字のところは細胞診と最終診断との間に差異を認めた部分である．これに関しては，under diagnosisになっている部分が問題である．とくに細胞診でクラスIIであったにもかかわらず，コルポ診にて異常所見を認めた症例のうち2例にCISが含まれていた．

　また，円錐切除術前後の組織診の比較を行ったのが，表4であるが，ここでも2次検診と3次検診の間にかなりの不一致を示している．

　青く網掛けで示したところはpunch biopsyによる病理組織診と最終の病理組織診断がほぼ合致しているところである．赤字ところはpunch biopsyの病理診断と最終診断結果の間に差異を認めた部分である．これも，under diagnosisになっているところが問題である．punch biopsyでDysplasiaの所見がなくてもI boccの症例が1例あった．また，D.mild.やmoderateでもIaの症例が含まれていた．このようにpunch biopsyによる病理診断は治療法を選

表4　円錐切除術前後の組織診の比較

クラス分類＼最終診断	Dysplasia以下（クラスIII〜クラスIIIb）	D. mild	D. mod	D. severe	CIS	MIC Ia	MIC Ib	計
IIIa or IIIb (Dysplasia以下)	31	36	9	2	4		1	83
D. mild	67	75	19	7	11	1		180
D. mod.	15	32	58	19	8	1		133
D. severe	3	12	20	40	28	2	2	107
CIS	4	3	6	10	34	2	2	61
Ca. Ia				1	3			4
計	120	158	112	79	88	6	5	568

（平成13年12月31日現在）
注）二次検診を行っていない症例は対象外となっている．

択するうえで有用な検査であるが，今回の結果のように5％以上の症例でunder diagnosisになることを念頭において診断する必要性がある．そこで，CIN I 以上の症例にあっては，円錐切除によるlarge biopsyが重要な意味を持っているものと考えられる．

　しばしば問題となる病巣遺残については，病理組織診が可能であった573例中，明らかに遺残と考えられる症例は22例のみで，3.8％となっている．ただし，これらの症例も円錐切除marginの所見であって，著者の場合，このmarginに約5〜10mmの凝固を加えているため，実際の遺残はこれより遥かに少ないことになる．

　追跡調査についてはI boccの5例を除いて，I a期6例を含む563例の症例から，現在までにCISの再発した症例は2例認めている．これらは再円切を行い，目下追跡中である．また，これらの症例の中には某病院ですでに子宮全摘術の手術日まで決められていた症例もあり，しかもそれらの中から，数十例の患者で妊娠，分娩したものがあり，また子宮を温存して再婚した症例の存在することはまさに興味深いものと言えよう．

3．各種治療法との比較

　電気焼灼法，冷凍凝固法，高周波凝固法，レーザー蒸散法，cold knifeによ

表5　各種治療法の比較

	手　技	手術時間	入　院	術後出血	経　済　性	遺　残　率
電気焼灼法	容　易	2〜3分	不　要	多	安価（約80万）	不　詳
冷凍凝固法	容　易	2〜3分	不　要	少	安価（約80万）	高　率
高周波凝固法	容　易	2〜3分	不　要	多	安価（約70万）	低　率
レーザー蒸散法	困　難	30分	不　要	やや多い	高価（数千万）	やや高率
Cold messによる円錐切除術	困　難（切除および縫合）	30分	要	少	きわめて安価	やや高率
電気円錐切除	困　難（縫合）	30分	要	少	安価（約80万）	低　率
高周波円錐切除＋高周波凝固法	容　易	数秒＋1〜2分	不　要	やや多い	安価（約70万）	きわめて低率
レーザー円錐切除	困　難	20〜30秒＋4〜5分	要	やや多い	高価（数千万）	きわめて低率

る円錐切除法，佐伯式電気円錐切除法，根治的高周波円錐切除法，レーザー円錐切除について各々の長所，短所を表に示した（表5）．

III. 手技に関する考察

　Sturmdorf氏手術は，単に腟部びらんの治療法として開発されたが術式であるが，これが前癌病変やCISの病巣の進行度の広がりの範囲を知る目的に応用され始めるに至って，円錐切除術（conization）という表現が一般的になっている．

　cone biopsyはpunch biopsyの欠陥を補い，確実な組織診断を得る目的で始められたが（診断的cone），今日ではCINの治療目的にも応用されるに至っている（治療的cone）．

　今日行われている円錐切除の方法としては，メス（cold knife）による方法，電気円錐切除術による方法，そして最近のレーザーによる円錐切除術に大別される．

　著者の方法も電気円錐切除術の一つであるが，電気的円錐切除術の歴史を振り返ると，本法は1928年，Hyams[7]によって始められたとされている．その

後R. Crossen[8]によって改良され，本邦においては1953年に佐伯[9]によって初めて紹介されている．しかし，その後追試する者も少なく，なかば忘れ去られた状態であった．

著者は高周波凝固法によるびらん治療をCINの治療に応用し始めて以来，どうしても最終診断を確実にする必要を感じ，独自に円錐切除器を試作し使用している．佐伯式と異なる主なる特徴は2点あり，一つは佐伯式は円錐切除術後の縫合を行っているのに対し，本法は縫合しない点である．これは追跡調査の段階でSCJを観察するうえで非常に重要なことであると考えている．

今ひとつは，円錐切除に際し常に論じられる遺残の問題を解決するため，両断端に高周波凝固を追加することで，縮小手術の本来の目的をさらに確実なものに近づけるための追加手術を加えている点である．

第2章

根治的高周波円錐切除術後の問題点

I. 円錐切除術後の病巣断端遺残について

　cold knifeによるcone後の遺残については，Silbar, Woodruffら[10]はcone biopsy後の全摘子宮において58％に病巣遺残を認め，Bjerreら[11]は21％，松本，笠松ら[12]は19.7％，中野ら[13]はmicro-coneでは76％に，large-coneで37.5％に遺残を認めたと報告している．また，彼らは同時に円錐切除術後の子宮頸管内掻爬を全例に行い，130例中10例に異形成以上の病変を発見したと報告している．関場[14]は36％の遺残を報告するなど，これらの成績は，cold knifeによる円錐切除は組織が硬いこと，および手技的にendocervixを十分人の手で期待した円錐形に切除することの困難さを物語っている．Krieger, McConmackらは，cold knifeによる円錐切除を行ったうえで，さらに電気焼灼を行うことによってcold knifeによる遺残を少なくし，しかも病理組織診を可能とする方法を提唱し，これをRadical conizationと命名しているが，それでもなお28％の遺残を認めている．

　一方，レーザー円錐切除術の治療成績では，杉本，植木ら[15]：95〜97.6％，Wright[16]：92〜96％，Baggishら[17]：96.3〜100％，脇田ら[18]：97〜100％，松尾ら[19]：100％，橋本ら[20]：98％と，段違いの好成績が報告されている．

　ただし，レーザー法も初期の蒸散のみの方法ではかなりの遺残再発例も報告されており，いまだ蒸散のみのレーザーを行っている所もあるが，これはあまり好ましいものとは言えない．

表6　円錐切除後の断端スメア

病理組織診	症例数	断端スメア IIIa以上	6カ月後 IIIa以上	1年後 IIIa以上
D. mild	3	0	0	0
D. mod.	4	0	1	0
D. severe	8	0	0	0
CIS	11	1	0	0
Ca. Ia	1	0	0	0

（平成10年4月〜）

　組織レベルでの遺残に先立ち，円錐切除術直後の頸管スメアを検討した．すなわち，平成10年4月以降，当院において円錐切除術直後に断端スメアを施行した27例について追跡調査をまとめたのが表6である．病理診断がCISであった1例のみが円錐切除術直後断端スメアでクラスIIIaであったが，6ヵ月後にはクラスIIになっており，現在術後8ヵ月を経過しているが特に異常を認めていない（表6）．また，この症例は58型のHPVを認めた．D.moderateの症例において1例，3か月後より9か月後までクラスIIIaを示す症例があったが，1年後にはクラスIIとなり，現在術後約2年を経過しているが，クラスIIで経過している．この症例はHPV52型と58型を認めた．

　断端スメア陽性例に対しては当然厳重なフォローアップが必要であるが，現在のところ，円錐切除術後，断端を凝固することで残存病変の除去を行っているので今回我々が経験した症例では経過観察期間中においては異常なく経過している．

　次いで，組織レベルで検討した症例においては高周波円錐切除法では遺残例は573例中22例で3.8％であった．術後の組織診断でIb期と診断された5例を除き，Ia期10例を含むCIN 568例において，現在まで再発例は1例も認めていない（表7）．

表7　高周波円錐切除術における遺残症例（当院）

	CIN I & II	CIN III	MIC	Total
断端陽性例	2/314	19/213	1/15	22/542
判定不能例	1/314	0/213	0/15	1/542

（平成13年12月31日現在）

表8　高周波円錐切除術における遺残症例（大阪労災病院）

	CIN Ⅰ〜Ⅱ	CIN Ⅲ	Invasive Ca	Total
断端陽性例	1/10	4/26	1/2	5/40
判定不能例	2/10	2/26	0/2	4/40

（第16回びらん－CIN治療研究会詳録より）

　ちなみに，大阪労災病院が本法を追試した成績は表8のごとくであるが，これは本法を追試し始めた頃のデーターである．ただし，CIN Ⅲ〜invasive Ca．と病変の進行とともに遺残例は多くなる可能性の高いことを示唆した成績であると考えている（表8）．

II. 根治的高周波円錐切除術における術中術後の止血方法について

　最近，根治的高周波円錐切除術を追試して頂ける病院が多くなりつつあるが，ときに術中の大量出血に遭遇し，難航したとのケースを耳にすることがあるので，術中の止血方法についてのコツを以下に解説する．

1．術中の出血とその止血方法

　一般には高周波円錐切除術時の出血は10〜15ml位のものであるが，著者の経験ではきわめて例外的に50〜100mlを越す出血に出くわすことがある．この際，いかに早く適切な止血処置をするかによって出血量の大小が決まってくる．

1）術中止血法－I. 高周波凝固止血

　一般的なケースでは，まずガーゼで出血部位を押さえ，そのガーゼをそっとずらすように上から見て行って，出血部位を大型5mmのプローブで凝固止血する（図2）．その際の止血のコツは，①プローブを表面から離さないこと．②出血の多いときでは，すぐにジュール熱が発生しないので，通電して約5〜10秒待っているとジュージューと蒸気が発生して凝固止血される．③出血したとしても多分4〜5カ所位よりの動脈性の出血なので，この操作を繰り返せば本法のみで殆どの症例で止血可能である．

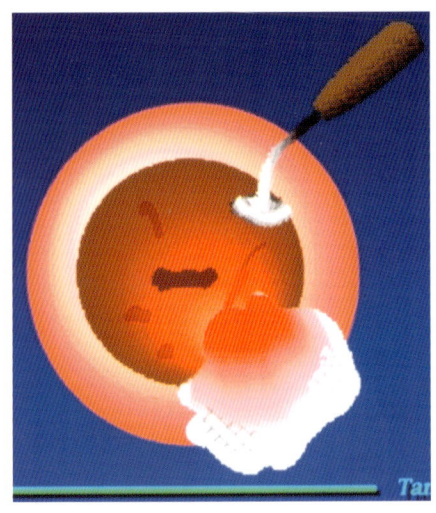
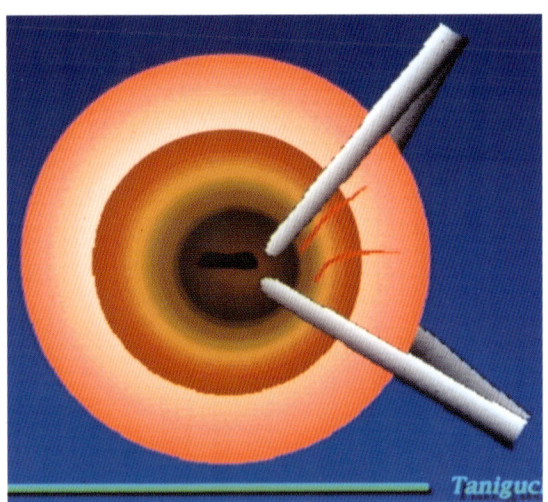

■図2　高周波円錐切除術の術中止血法－I．高周波凝固止血■

■図3　高周波円錐切除術の術中止血法－II．挟鉗後高周波凝固■

2）術中止血法－II．挟鉗後高周波凝固

　この方法は，ものすごく多い出血で，止血法-Ⅰでは止血し得ないときに用いる（図3）．ただし，このように100ml以上の大量出血をすることは，われわれの経験では300例中3例に発生をみているが，本法を行わねばならなかった症例はそのうちの1例のみである．しかもそのケースは，本法を始めたごく初期に，見学にお見えになった某医師に円錐切除術をして頂いたときに発生したため，途中から著者が交替して止血したものである．その方法は，図3のごとく切除部のPortioを内外から同時に挟むように上下からリスターにて鋏鉗すれば必ず一時的に止血するはずである．そうしておいて5mmの大型プローブを用いて止血凝固し，その後リスターを離せば容易に止血することができる．この間の2分か3分（長くても5分）が勝負である（図3）．

3）術中止血法－III．子宮動脈下行枝の縫合

　術中の止血法としては，高周波円錐切除法では著者は用いたことがないが，行うとすれば分娩時と同様，3時と9時の部にクローミックカットグット2号位で大きく1〜2ヵ所，素早く縫合すべきであろう．正直この方法は最終的な方法であろうが，一般には用いる必要はなく，術中止血法IIで十分止血するものと確信している（図4）．

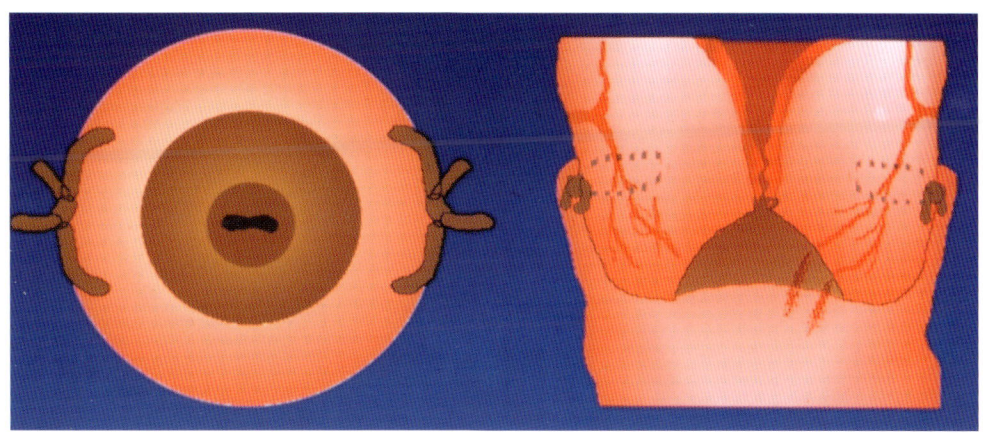

■図4　高周波円錐切除術の術中止血法－Ⅲ．子宮動脈下行枝縫合止血■

2．術後経過中に発生する出血について

　ほとんどの場合，最低1週間は出血はない．したがって，術後1～2日入院させることは，著者に言わせると全く意味のないことをしているとさえ考えている．

　一般には2～3週目頃から出血が始まるが，その量は生理またはそれよりも多少多い程度までは当然有り得るので，その点を患者に予めよく説明しておくことが必要である．

1）術後出血止血法－Ⅰ．オキシセルガーゼ＋ガーゼ圧迫法（図5）

　これは生理以上の出血で凝血や流れ出るような場合にまず試みるべき方法である．まず，そっと塊血を拭き取り，動脈性の出血がないことを確認したうえで，オキシセルガーゼをさばくようにして，出血部にあて，この上にさらに単ガーゼをさばきにして2～3枚つなぎ，腟内に強腟タンポンを行い，先を少しだけ出しておく．30分～1時間入室させ安静室で観察し，ガーゼの先端まで出血が出てきていないならばそのまま退院させ，翌日念のため来院させるか，通院できない人では翌日ガーゼの端を患者自身で抜かせる．

　万が一ガーゼを越えてかなり出血してくる際には，改めて次の術後出血止血法－Ⅱ（凝固法）に移行する．

2）術後出血止血法－Ⅱ．高周波凝固止血法（図6）

　この方法は，①明らかに噴出する動脈性の出血を認めた場合，または②前述のガーゼ圧迫法でも止血しない場合に用いる．

　この場合には，まず腟内の凝血を除去し，綿球かガーゼでそっと子宮腟部を

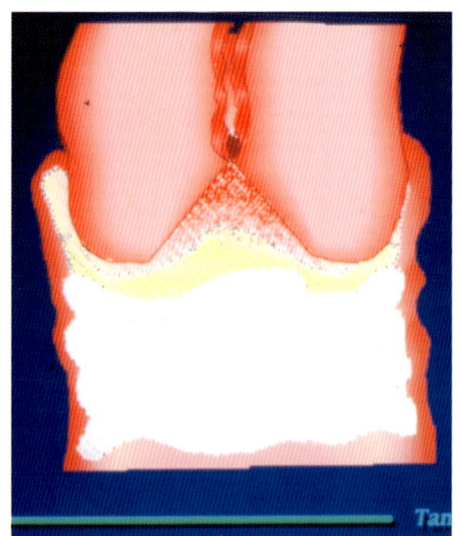 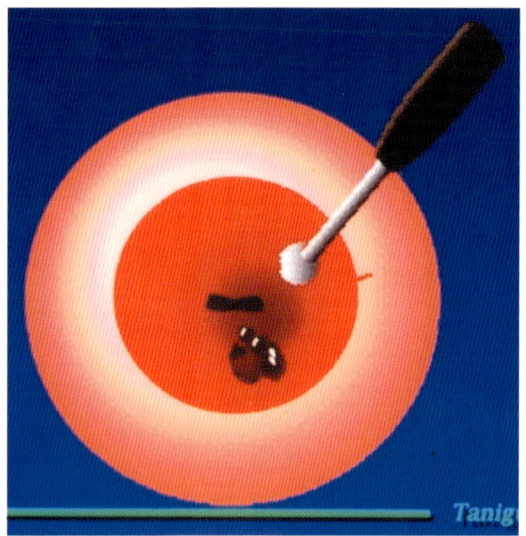

■図5　高周波円錐切除術の術後出血止血法−I．アルト，オキシセルガーゼ圧迫止血■　　■図6　高周波円錐切除術の術後出血止血法−II．高周波凝固止血■

拭い，動脈性出血部位を探し，これを確認した場合には小さい球状のプローブで止血する．この場合も通電してすぐには凝固が始まらないので，10秒位待つ気持ちが必要である．血管が凝固されるとパチッという音がするので，そこで止める．

　なるべく出血しているところだけを小範囲に凝固するようにするのが止血のコツで，少し出血が多いからというだけで，凝固止血を行うと，そのときは止まるが，約2週間後再び出血してくることが多く，そのときに凝固すると，いったんは止血するがまた出血してくるわけで，出血，止血，出血，止血を繰り返すことになる．したがって，少々の出血ならオキシセルガーゼ圧迫法を行うべきで，高周波凝固止血法を乱用することは望ましくない．

　しかも，一度凝固すると全治するのが2週間ずつ遅れることを覚悟しておかねばならない．

3）術後出血止血法−III．子宮動脈下行枝の縫合

　方法としては，術中止血法−IIIと全く同じで，500余例の高周波円錐切除法ではこの術式を必要とした症例に遭遇したことはなく，また術後症例では他院でも発生したという報告はない．

　著者も高周波治療を開始して2年目頃に，2例だけ後述する頚部縫合を行った症例があり産婦治療に掲載したが，今にして考えれば，今ならばそんな大層

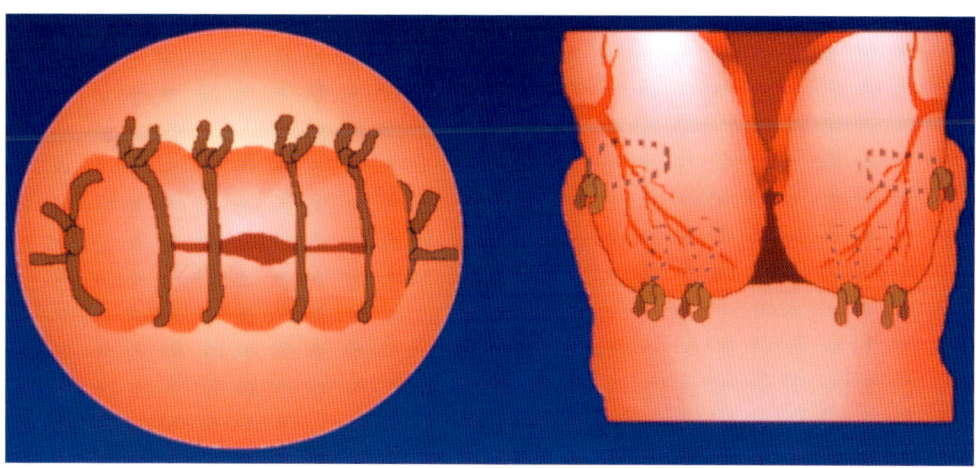
■図7　高周波円錐切除術の術後出血止血法－Ⅲ．縫合止血（エンメット法）■

なことをしなくても充分止血し得た症例だったと自戒しており，何らかの機会に訂正文を出したいとすら思っている次第である（図7）．

　高周波凝固のみの症例及び高周波円切の症例を合わせると著者個人でも3,000例を越す症例を行っているが，そのなかで縫合止血を行った症例は，初期の頃に行った2例だけであり，このことからも実はこのような縫合止血の必要は全くないものと考えている．

3．術後出血を予防するための注意事項
1）患者に対して注意すること
①5週間は性行為は厳禁する．
②激しい運動を禁止する．（エアロビクス，登山，スキーなど）
③旅行は6週間禁止する．
④薬剤挿入時あまり深く挿入しようとして創部に触れないこと．
2）医師に対する注意
　洗浄の際，クスコーを深く挿入して，創面にあて，傷をつけ出血させないこと．
　以上，術中術後の止血法について著者の意見を交えながら解説したが，最も大切なことは，例えば術後の大量出血が休日の夜中に発生したと仮定して，
　①高周波円切後の大量出血に際して，どの医師でも止血できるように当直医を含めた指導を予めしておくか，または
　②責任をもって出勤できる医師を決めておくべきである．

③とくにビル開業などで夜間不在になる医療機関で行うときには，夜間あるいは休日にでもフォローしてもらえる医療機関を決定しておくことは必須条件になるものと考えている．

4．高周波凝固法による組織の変性

　最後に，電極ワイヤーの太さと組織変性について検討した．

　円錐切除器 cutting probe を用いる際には，一般に一辺が17mmの二等辺三角形のものを使用するが，SCJ の位置により頸管内に病変の存在が認められ得る場合では，鋭角のものを使用している．切離標本は10％フォルマリン固定したのち，12～24分画の亜連続切片として病理組織検査に依頼している．

　組織変性を検討する際に，電極ワイヤーの太さ，φ0.15μと0.2μの間の差異を検討した結果は写真10, 11のごとくであるが，カッティングワイヤーの太さによる組織変性度については，細いワイヤーを用いた方が変性が少ない傾向にある（写真10, 11）．

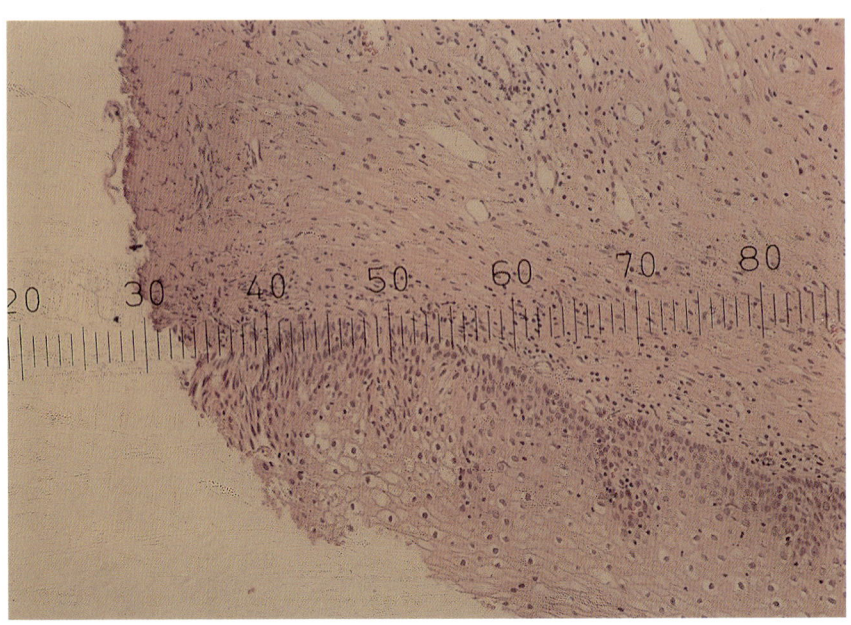

■**写真10　高周波凝固法による組織の変性**■
　　φ0.2μでは，オクラールスケールにて12目盛りの組織変性を認め，実際の組織の厚さに換算すれば1～1.2mm前後と考えられる．

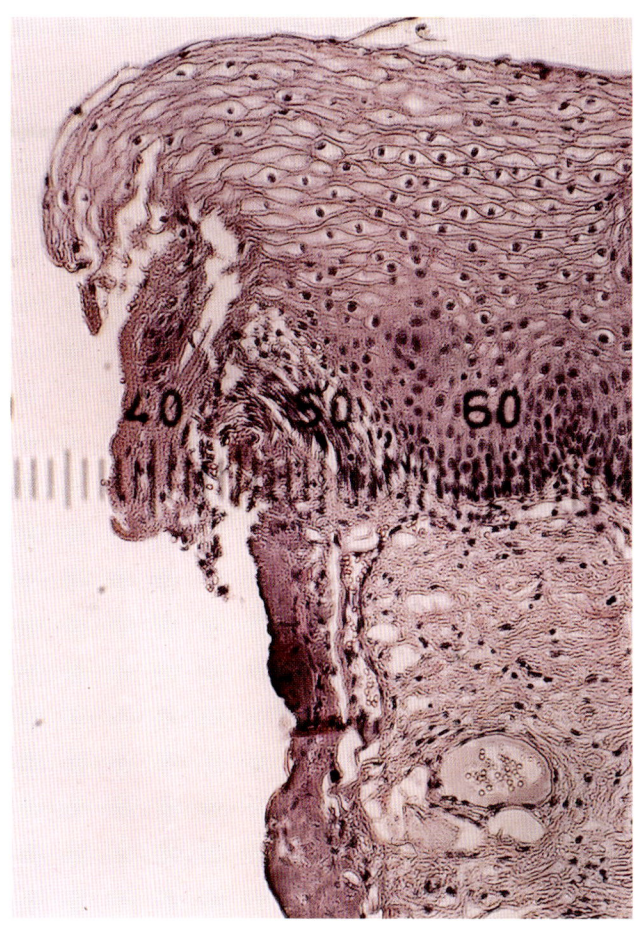

■写真11　高周波凝固法による組織の変性■
　φ0.15μでは，オクラールスケール4〜5目盛り前後であり，組織変性度は0.5mm前後と考えられる．

第3章

根治的高周波円錐切除術後の妊孕率と妊娠・分娩例
―根治的高周波円錐切除術の妊孕性に関して―

　円錐切除術を行った後の妊孕性について，不妊を研究する人々から不妊を研究する人々からしばしば質問されるのは，円錐切除術後頸管腺の欠落による不妊，妊孕性の低下である．しかし，この点については著者は全く懸念する必要のないものと考えている．それを裏付ける以下のごとき臨床成績と多少の理論付けを行った．

I. 臨床成績

1. 高周波円錐切除法後の妊孕性について

　われわれが行った円錐切除術総数573例中，40歳未満の者が409例であり，このうちから術後の妊娠・分娩例を検討した結果，103例（延142回）の妊娠を認め，67例（延86回）の分娩例が存在した（表9）．これらの妊娠例を円錐切除術を行った当時の年齢別に眺めたのが図8であるが，20～24歳では64例中31例（48.4％）に妊娠を認め，このうち22例が分娩に至っている．25～29歳では100例中36例（36.0％）に妊娠例と，いずれも高い妊娠率が得られている．30歳以上で18.3％，35歳以上で7.9％と有意に低下するが，これは経産婦らも含め挙児希望者が少なくなるためと推定される．これらの症例は，実際に妊娠を希望していた症例のみに限れば，さらに高い妊孕率を得たことになる（図8）．

　他方，術後不妊を訴え治療を行ったものは2例存在するが，1例は男性側に原因があり，他の1例はhypergonadotropicな無月経，すなわち早期閉経によ

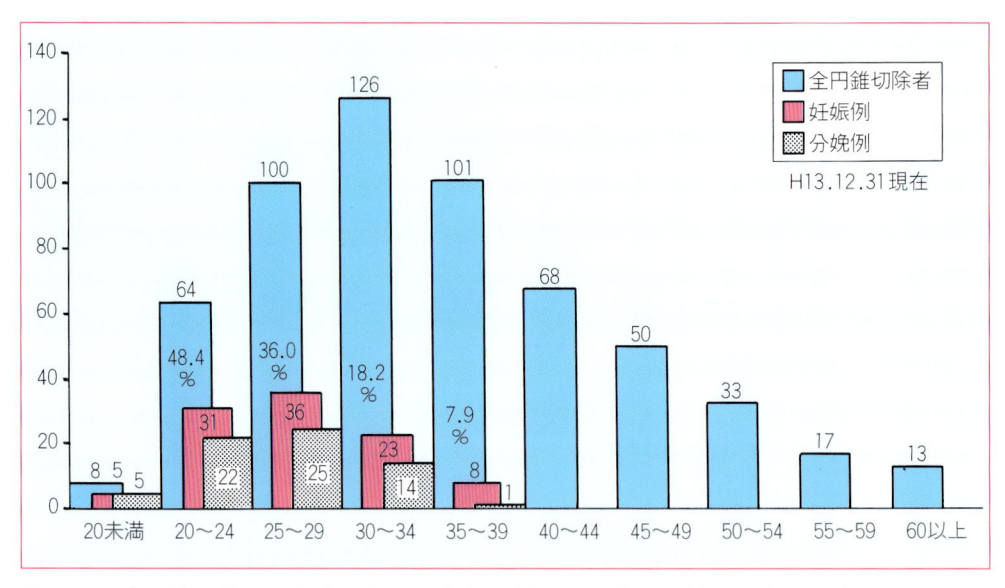

■図8　高周波円錐切除術時の年齢分布と円錐切除術後の分娩者の年齢分布■

表9　根治的高周波円錐切除術後の妊娠・分娩		
総　　数	573例	
40歳未満	409例	
妊娠例	103例	延142回
分　娩	67例	延　86回
妊娠中	5例	5回
流　産	12例	延　13回
外　妊	2例	延　2回
人工中絶	27例	延　33回
不　明	4例	延　4回

（平成13年12月31日現在）

る不妊原因のみである．

　次に経妊・経産別に眺めたのが表10である．初産の円錐切除術例が118例と示しているのは，分娩歴のない症例で，そのうち42例（35.6%）が妊娠し，うち30例が分娩した．円錐切除した経産婦は291例あり，61例（21.0%）が妊娠した．また，病変の程度で分類した結果，初産婦ではCIN IIIが11例，MIC

表10 根治的高周波円錐切除術後の妊娠・分娩例

経妊	円切例	妊娠例	分娩例	妊娠率	Ben.	CIN-I	CIN-II	CIN-III	MIC
初産	118	42	30	35.6%	1	7	9	11	2
経産	291	61	37	21.0%	2	12	9	14	0
計	409	103	67	25.4%	3	19	18	25	2

(平成13年12月31日現在)

表11 根治的高周波円錐切除術後の症例と一般症例の分娩所要時間の比較

	一般症例			円錐切除症例		
	症例数	1期	2期	症例数	1期	2期
初産婦	460	11:4	1:00	21	10:32	0:43
経産婦	530	6:11	0:23	37	8:13	0:25

が2例あり，経産婦ではCIN IIIが14例あった．全体で67例の分娩例のうち，CIN III以上の症例が初産婦・経産婦合わせて27例（40.3％）あったことは，誠に意義深いものと考えている（表10）．

分娩時間で眺めると，初産婦では一般症例で分娩第1期の分娩時間は11時間41分，円錐切除術症例では10時間32分とやや短いが，有意な差は認めなかった．第2期は一般症例で1時間，円錐切除術症例では43分とやや短いが有意差は認めなかった．経産婦では分娩第1期が一般症例で6時間11分，円錐切除術症例で8時間13分とやや長い傾向を認めたが，有意差は認めなかった（表11）．

最後に早産率を検討した．表12に示したように，平成12年度に当院において，一般症例では正期産が1,005例，早産が27例で2.6％であった．円錐切除術症例では正期産が53例，早産が5例で8.6％であった．Fisherの直接確率計算法を行ったところ，有意差（$p < 0.05$）を認め，円錐切除術症例では早産が高率に認められるという結果であった．

ここで円錐切除術後早産例の内訳をみると（表13），5例のいずれも妊娠前に円錐切除術を受けており，妊娠中の円錐切除術症例はなかった．妊娠週数は30週2日から35週1日で，初産は2例，経産婦3例であった．A以外の4症例はいずれもPROMが早産の契機であった．Cは前回妊娠時も早産であった

表12 根治的高周波円錐切除術後の症例と一般症例の早産率比較

	一般症例	円切症例
正期産	1005	53
早産	27	5

表13 根治的高周波円錐切除術後分娩の早産例の内訳

	A	B	C	D	E
妊娠中の円錐切除	−	−	−	−	−
分娩週数（W/d）	30/2	32/2	34/5	34/6	35/1
妊娠歴	初産	初産	経産	経産	経産
早産歴	−	−	＋	−	−
PROM	−	＋	＋	＋	＋

症例であり，この症例を除くと，円錐切除術後の早産例は4例であり，一般症例との間に有意差はなくなり，円錐切除が早産とは関係ないことになる．また，D以外の症例は全て子宮頸管縫縮術を施行した．Dの症例は前回妊娠が正期産であり，子宮頸管長の短縮などがなく，子宮頸管縫縮術を施行しなかった（表13）．諸家らの報告では妊娠中の円錐切除術時，頸管縫縮術の施行の有無と早産率には差がなかったと報告されている．また，子宮頸管長も円錐切除術症例と一般症例との間に差がないと報告されている．さらに，子宮頸管長が短縮した場合，早産率が高くなると報告されているが，この場合は内子宮口部分のwedgingが問題となる．円錐切除術の場合は，外子宮部分の一時的な頸管長の短縮であり，早産とは関係がない可能性が示唆される．この点に関して，今後，円錐切除術後の症例において子宮頸管長を測定し，検討していきたいと考えている．

2. 高周波凝固法後の妊孕性について

円錐切除法とは異なるが，高周波凝固後の妊孕性については，白幡はErnest. W. Pageの妊孕率算定法を用い，びらん治療後の妊孕率の上昇を報告し，可世木らも不妊治療の一つの重要な因子として，びらん治療の必要なことを報告している．

II. 理論付け

1．円錐切除術後の頸管粘液の減少は不妊の原因となるか？

　円錐切除術後は確かに頸管粘液（以下CMと略す）は減少する．ただし，前述のごとく，多数の妊娠例の存在することと，一方では術後の不妊症がきわめて少ない事実は，CMは減少するといっても零になるわけではなく，かつ頸管そのものが多少内径が細かくなることから，残った頸管腺からのCMで十分充満され，精子のswim upを妨げるものではないと考えている（図9）．

2．円錐切除術後のフナーテストによる子宮腔内精子の証明

　術後，患者のフナーテストにおいて，子宮腔内に精子の侵入を認めた症例は多数あり，このことは不妊の原因となると懸念される諸先生方への一つの解答でもあり得るのではなかろうか．

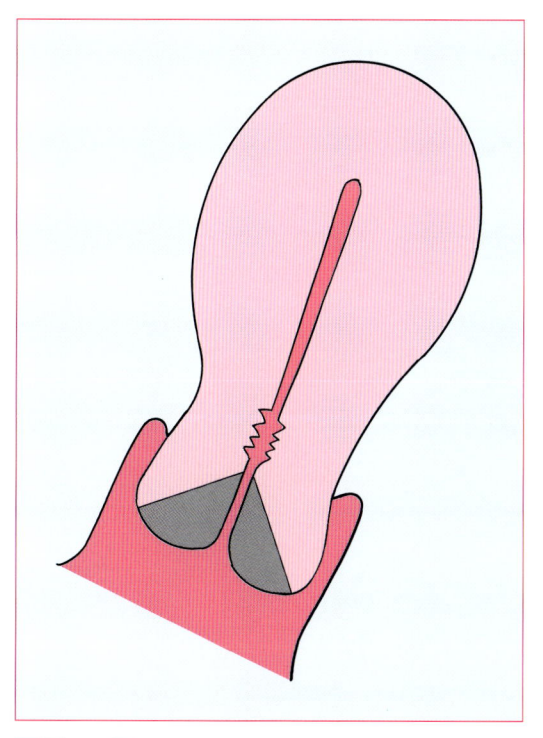

■図　9■

第4章

高周波円錐切除術を受けた症例のHPV‐DNA

　近年，ヒトパピローマウイルス(以下HPVと略す)と子宮頸癌との関係が重視されており，high risk型のHPV感染例では，臨床的に進行するものが多いと報告されている．そこで，ここでは細胞診および病理組織診断結果とhigh risk型HPVとの関係を検討し，臨床的意義について述べる．

I．HPV‐DNA検査の方法(図10)

　当院では，HPV‐DNAをPCR法で検査を行っている．頸部細胞診でクラスIIIa以上の症例については，high risk型HPVのスクリーニングおよび病理組

```
検査方法：PCR法(TaKaRa BIOMEDICALSに外注)
high risk型HPVスクリーニング
   high risk型(11種類：16,18,31,33,35,39,45,51,52,56,58型)
   の有無をスクリーニング

              頸部細胞診クラスIIIa以上
                      ↓
         high risk型HPVスクリーニングおよび病理組織診
            (＋)                        (－)
             ↓                          ↓
         HPVタイピング               タイピング行わず
```

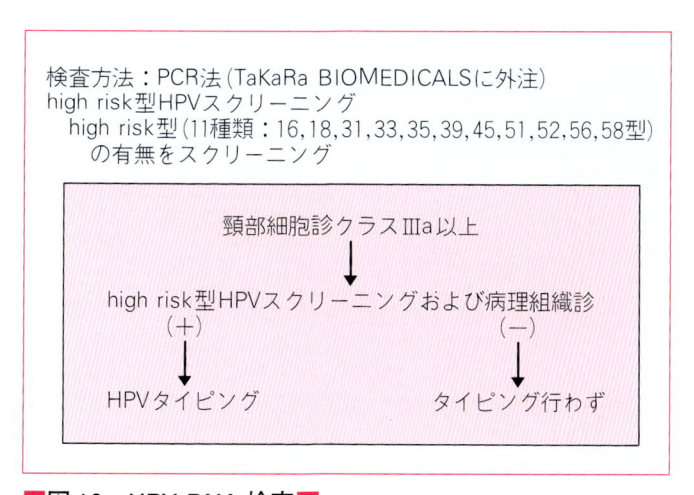

■図10　HPV-DNA検査■

織検査を行っており，high risk型HPVの陽性例では16, 18, 31, 33, 35, 39, 45, 51, 52, 56, 58型のタイピングを行っている．

II. 結　　果

1．CINおよびMICに高周波円錐切除術を行った症例（表14）

当院において平成13年12月31日までに高周波円錐切除術を行った症例の最終診断と症例数を示した．全部で573例あったが，D. severeは103例，CISは110例，Ⅰa期は10例，Ⅰb期は5例であった．

2．細胞診分類から眺めたHPV感染率の比較（表15）

無作為に抽出した細胞診がクラスⅠ，Ⅱ，ⅡRの症例でhigh risk型HPV検査の同意を得られた31名において検査した．high risk型HPV陽性者はわずか1名のみで3.2％であった．クラスⅢa以上では411名に対しhigh risk型HPV

表14　CINおよびMICに高周波円錐切除術を行った症例

症例数＼最終診断	Dysplasia以下	D. mild	D. mod	D. severe	CIS	MIC Ia	MIC Ib
573	31	170	135	103	110	10	5

（平成13年12月31日現在）

表15　細胞診分類から眺めたHPV感染率の比較

クラス分類	high risk型HPV陽性率	陽性	陰性	計
Ⅰ・Ⅱ・ⅡR	3.2％	1	30	31
Ⅲa以上	54.0％	222	189	411
Ⅲa	47.4％	154	171	325
Ⅲb	77.1％	37	11	48
Ⅳ	81.8％	27	6	33
Ⅴ	80.0％	4	1	5

ⅡR以下（平成10年4月〜10年11月）
Ⅲa以上（平成10年4月〜13年12月）

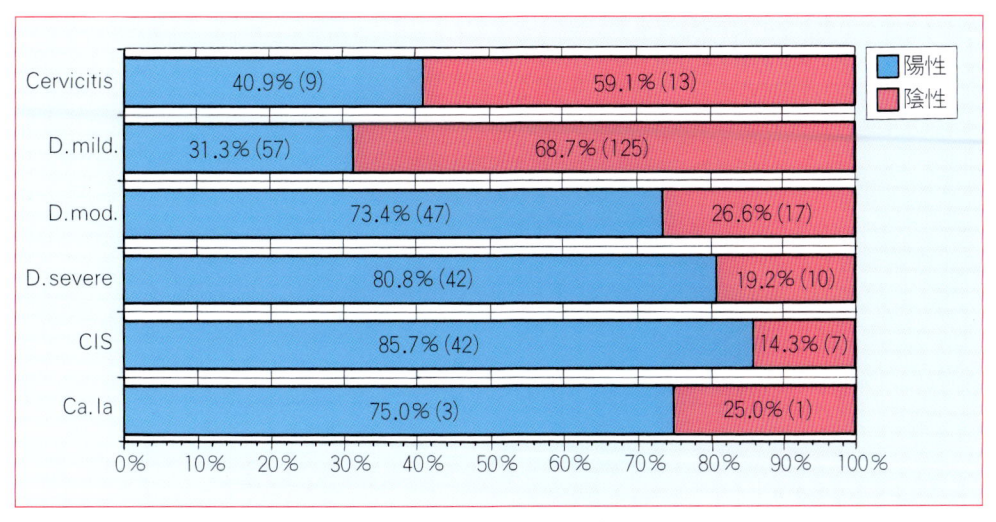

■図11　high risk型HPV感染の有無と最終病理診断■
　　　（平成10年4月～平成13年12月）

検査を施行したところ222名（54.0%）で陽性であった．また，クラスIIIaでは47.4%，IIIbでは77.1%，IVでは81.8%，Vでは症例数は少ないものの5例中4例が陽性であった．

3．high risk型HPV感染の有無と最終病理診断（図11）

　CervicitisではhighrisK型HPVの陽性率は40.9%，D. mildでは31.3%であり，D. moderateでは73.4%，D. severeでは80.8%，CISでは85.7%が陽性であったが，全例というわけではなかった．Ia期は4例しかなく，そのうち3例が陽性だった．

4．HPVタイピングと細胞診（表16）

　クラスIIIaでは種々のタイプのHPVがみられる．IIIb，IVとなるにしたがって16型，58型のタイプが多くなる傾向にあった．欧米では16型と18型がほとんどであり，日本では58型が比較的多いと報告されているが，当院でも同様の傾向が認められた．

5．HPVタイピングと病理組織診（表17）

　high risk型HPVのなかでも16型や58型が多く，次いで18型，31型，51型，52型が多くみられた．21例ある重複型も，うち16例は16型，58型を含むものであった．

表16　HPVタイピングと細胞診

	症例数	IIIa	IIIb	IV	V
16型	54	27	14	12	1
18型	14	11	2	1	
31型	12	5	4	3	
33型	5	4	1		
35型	3	2	1		
39型	13	13			
51型	11	8	1	1	1
52型	30	26	3	1	
58型	34	20	7	5	2
59型	1		1		
67型	2	2			
68型	2	2			
重複型	26	20	2	4	

（平成10年4月～平成13年12月）

表17　HPVタイピングと細胞診

	症例数	Cervicitis	D. mild	D. mod.	D. severe	CIS	Ca.Ia
16型	50	1	7	6	14	22	
18型	13			8	1	2	2
31型	12			1	3	4	4
33型	5		1	1	2	1	
35型	3		1	2			
39型	7	1	3	3			
51型	11		3	5	2		1
52型	27	2	11	6	5	2	1
58型	32	1	7	14	4	5	1
59型	1		1				
67型	2		1		1		
68型	2		2				
重複型	21		7	3	5	6	

（平成10年4月～平成13年12月）

6. CIN I〜IIにおける high risk 型 HPV 感染の陽性率とタイピングの割合（図12）

high risk型HPVを認めないものは58.3％で、陽性率は41.7％であった。タイプは種々のものを認めた。

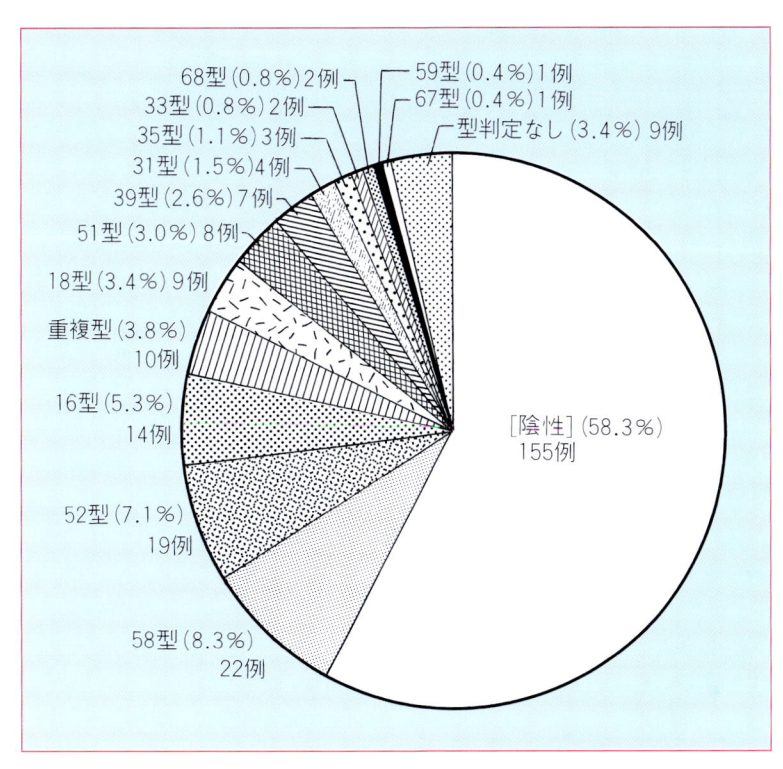

■図12　CIN I〜IIにおける high risk 型 HPV 感染の陽性率とタイピングの割合■

7. CIN III における high risk 型 HPV 感染の陽性率とタイピングの割合（図13）

　high risk 型 HPV を認めなかったのは 17.1％で，陽性率は 82.9％であった．そのなかでも 16 型と 58 型を多く認めた．2 番目に多い重複型も 16 型，58 型を多く含んでいた．

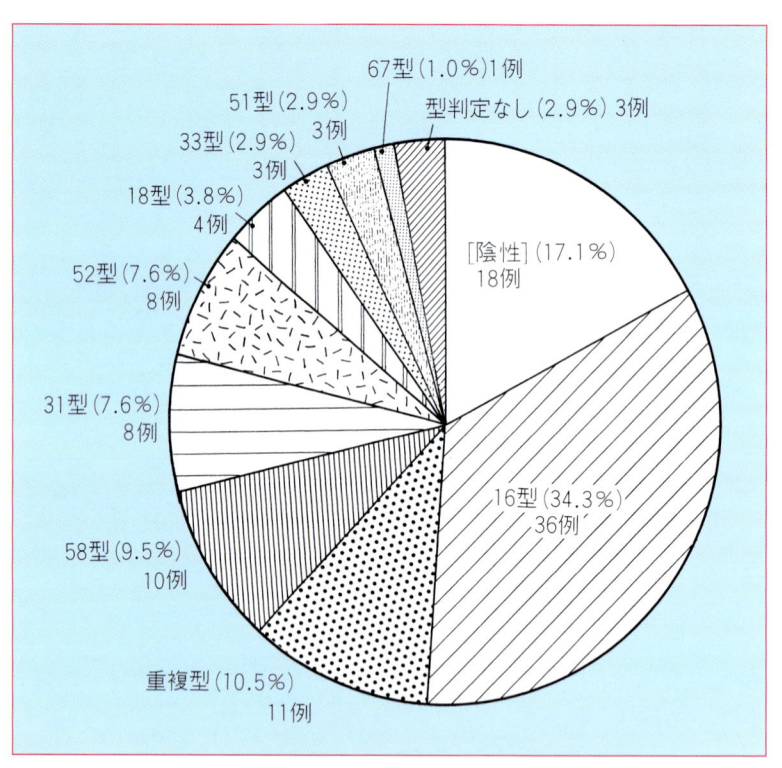

■図13　CIN III における high risk 型 HPV 感染の陽性率とタイピングの割合■

第 5 章

谷口式高周波円錐切除術に関するQ＆A

Q：高周波円錐切除術時の麻酔は如何にすべきか？

A：本来局所の浸潤麻酔で十分と思われるが，小生は一応静脈麻酔を常用している．

Q：術後疼痛はあるか，またあればその対策は？

A：人によって異なるが，ほとんど無いのが原則で，あっても生理痛の軽いものの程度である．対策としては，術後ボルダレンサポー®25mgを挿入する．また，内服としてはボルダレンを投与する場合もある．

Q：術後の帯下の悪臭に対する対策は？

A：以前はエロジオン腟錠®と称して，葉緑素の入った薬があったが現在製造禁止となっている．悪臭が出る人の場合，大抵Gardnella苔が存在する人であるので，フラジール腟錠®を挿入させると消失する．

Q：術後の頸管，子宮口の狭窄に対する対策は？

A：若い人の場合でCIN II以上の治療でない限り，頸管を余り深く凝固しないようにする．一見，閉鎖したように見えても生理の時に出血の出てくる場所をねらって，ゾンデで開けるか，小さいメスで外子宮口さえ開いてやれば良い．月経血の子宮貯留腫がきわめて稀にあるが，この場合も上記のごとく，小さいメスでここぞと思われる所を切開し，外子宮口を作り，それからゾンデまたはヘガール拡張器で開いてやれば良い．

また，最近オネスト社より発売されたプラスチック製のCervical dilatorはさらに便利である．

Q：術後の出血に対して何か対策は？

A：術後1〜2週は原則として出血しないのが普通であるが，この間でも洗浄や検診時クスコーなどで傷つけないよう注意する．また，患者には性交やオ

ナニーあるいは主人の前戯による指，爪で手術野に傷つかないよう，なお術後2～3週で出血量が生理または生理よりやや多い程度なら，そのまま放置して良い．凝血や大量出血については本文を参照されたい．

Q：円錐切除をしたことで不妊症になることはないのか？
　　とくに頸管腺を取り除けば不妊は当然発生すると思われるが・・・？

A：円錐切除による不妊症はあり得ない．このことは本文にも記載したが，頸管腺が全くなくなるわけではないので，頸管粘液は分泌される．また，妊孕率についても30％以上と円錐切除を行わない女性と差を認めない．

Q：術後入院は何日くらいさせるのか？

A：術後入院はまったく必要ない．通院で行うのが本法の特徴である．きわめて稀に大出血させた場合で輸血でも必要となれば入院せざるを得ないだろうが，小生はその経験は皆無である．

Q：術後遺残のため再発することはないのか．

A：皆無とは言えないと思う．しかし，少なくともCIN IIIまでなら殆どない．

573例中3～4％の断端遺残は存在したが，谷口式根治手術の場合は断端周辺に高周波凝固を頸管の内外に行っているので，例え遺残が証明されていても追加凝固のため大部分の遺残はなくなる．したがって，今までに2例の再円錐切除術を行った症例があるが，これらを含め，頸癌に波及したものは1例もない．

Q：術中の出血量は大凡どれ位か．

A：10ml以下のものもあるが，平均して30ml（10～50ml）のものが73％で300mlを越えるようなケースは2～3％以内である．

Q：術中出血の多いときは，なかなか凝固が始まりませんがその時の対策は？

A：ガーゼで吸収しながら上部から止血する．しかし余りにも多いときは鉗子で狭鉗して止血している内に凝固止血すると良い．

Q：現在CO_2レーザーで蒸散法によるCINを治療し，満足すべき成績を治めているがOKか？

A：一応満足すべき成績を得ていると書いて居られるのでそれでOKと言いたいが，答えはNOである．何故なら，①術前の診断が果たして正しかったか否か，それ以上のIa，Ibが存在しなかったという証明が出来ない．②蒸散した部分の先端がCINやMICが残っていないという証明が出来ない．以上の理由で，どうしても円錐切除術を行い組織的に証拠を残す必要がある．蒸散法

だけなら下平式の凝固法で CIN を治療するのも同じことになる．

おわりに
以上第1章から第5章まで，谷口式根治的高周波凝固法について検証してきたが，これを要約すれば，
1）1980年谷口式根治的高周波円錐切除術を発表した．
2）573症例の CIN 〜 MIC に対し高周波円錐切除術を行い，細胞診クラス分類と最終診断の比較を行った結果，over diagnosis または under diagnosis の不一致例を認めた．
3）高周波円錐切除術による組織は，組織変性は少なく，病理的組織診に十分提供できることを証明した．
4）542症例の CIN 〜 MIC 症例においても punch biopsy と高周波円錐切除術による病理診断を比較し，両者概ね一致するも，ここにおいても不一致例を認めた．
5）円錐切除術後の病巣遺残は，高周波円錐切除術においては3.8％であった．ただし，これらには更に高周波凝固を加えているので，実際の遺残はこれより遥かに少ない．
6）高周波時および術後経過中に発生する出血に対する止血法を提示した．
7）高周波円錐切除術に用いるワイヤーの太さによる組織変性は，ワイヤーが細いほど少ない傾向にあった．
8）谷口式高周波凝固法は，レーザーや他の円錐切除法に優るとも劣らぬ術式である．
9）谷口式円錐切除法は，通院で診断的並びに治療的円錐切除を行いうる方法であり，臓器温存を目的とした術式として高く評価される．
10) Q＆A形式で部分的解説を行った．

以上のごとく，谷口式根治的高周波円錐切除術の概要を解説したが，臨床医家の手引きとなれば幸いである．

■参考文献■
1）谷口定之：高周波凝固による子宮腟部びらんの治療．産婦治療 35：5，1977．
2）谷口定之：子宮腟部病変の高周波治療に関する研究 第1報，第2報．大阪府医師会医学雑誌 14(1)：21，1980．
3）谷口定之 CIN に対する根治的高周波円錐切除術．産婦治療 64：6，1992．

4) 谷口定之：高周波円錐切除器．産と婦　19：1583，1993．
5) 谷口定之：CISに対する高周波凝固法ならびに根治的高周波円錐切除術．産婦治療　74：5，1997．
6) 下平和夫：子宮腟部びらんの考え方と治療．産婦治療　11：6，1965．
7) MN Hyams：Highfrequency current in treatment of chronic endocervititis(Conization of cervix). Arch physical therapy 11：171, 1930.
8) RJ Crossen, GJL Wulff：300 cases of extensive conization of the cervix with further report on use of a special electrode. Amer J Obst Gynecol 37：849, 1939.
9) 佐伯政雄ほか：子宮腟部「びらん」の治療法－とくに手術的療法の在り方について－．産婦治療　15(5)：493-450，1967．
10) EL Silbar, JD Woodruff：Evaluation of biopsy. Cone and hysterectomy. Sequence in intraepithelial carcinoma of the cervix. Obstet Gynecol 27：89, 1966.
11) B Bjerre, et al：Conization as only treatment of ca. in situ of the uterine cervix. Am J Obst Gynecol 125：143-152, 1976.
12) 松本，笠松ほか：子宮頸部上皮内癌の保存的手術療法．産婦世界　28：623，1976．
13) 松山敏剛，中野仁雄ほか：子宮頸部境界病変に対する円錐切除のみによる治療の可否に関する検討．日産婦誌　36：11，1984．
14) 関場　香：頸部初期病変の診断と治療におけるコニゼーションの意義．産と婦　45：1588，1978．
15) 杉本　修，植木　実ほか：子宮頸部前癌および初期癌へのNd YAGレーザーの応用．産婦治療　57：411-419，1988．
16) VC Wright：Carbon dioxide laser surgery for the cervix and vagina；Indications, and results. Comprehensive Therapy 14：54-64, 1988.
17) MS Baggish, JH Dorsey, et al：A ten-year experience treating cervical intraepithelial neoplasia with the CO_2 laser. Am J Obstet Gynecol 161：60-68, 1989.
18) 脇田邦夫，蔵本博行ほか：妊娠・分娩に悪影響を及ぼさない子宮腟部へのレーザー療法．周産期医学　19：11-16，1989．
19) 松尾憲人，杉森　甫ほか：子宮頸部初期病変に対するCO_2レーザー円錐切除術の臨床的検討．日産婦誌　42：93-98，1990．
20) 工藤隆一，橋本正淑ほか：子宮頸部上皮内腫瘍の治療成績　レーザー療法を中心に．産婦治療　62：6，1991．

追補

子宮頸部びらんの治療法

　高周波円錐切除術について解説したが，高周波円錐切除術に至るまでには紆余曲折があり，最初は高周波凝固法によるびらん治療に始まり，これをCINにまで適応を広げたのは著者であった．したがって，そのあたりの歴史的背景を述べ，更にその詳細を記述する．

I．びらん治療の歴史

　びらん治療が必要か否かの論議は，今日ようやくそれに終止符が打たれた感がある．すなわち，結論から言って，症状が強く，帯下感，接触出血に悩まされる女性に対してのみ，その必要性があると言うことで，今日のコンセンサスが得られている．

　歴史的に眺めれば炎症説に始まり，炎症を治療することが，すなわちびらんを治療するものであると考えられた時代もあった．しかし，Kanfmann一派のEstrogen作用に基づく，頸管粘膜の外翻説の出現以来，子宮腟部びらんは生理的なものであって治療の必要はないとの考えが支配的となった．しかし，臨床的には難治性の帯下感，接触出血のため，患者自身は不快と不安に日夜悩み，これらを主訴として来院する患者は後を絶たない．

　したがって，びらんが存在するとすれば治療すべきであるとは考えないが，帯下，接触出血，慢性頸管炎を主訴として来院する患者のなかには，どうしてもびらん治療をしてあげねばならないケースもときどき存在する．「生理的なものだから放置してよろしい」とか「心配ないから放っておきなさい」と言っ

ても，主訴が取り除けなかった患者にしてみれば納得できず，医師を転々とすることもしばしばである．

一方，治療法から眺めれば，幾多の治療法が出没した変遷を見ても明らかなように，なかなか根治せず，洗浄や薬物療法を行って，一時主訴は緩解しても，1ヵ月～2ヵ月もすれば殆どが再発し，年余にわたって通院する患者が多く存在する．硝酸銀焼灼法や腟坐薬も数多く出没し，ときには手術的方法としてエンメット乱切法やスターンドルフ氏手術を行った症例まで存在した．

びらん治療に決定的方法を発表したのが，下平式高周波びらん治療であろう．本法が発表された1960年代から1970年代には，パクレン乱切焼灼法，ノーベルコロナ焼灼法，冷凍凝固法，レーザー蒸散法と多種多様の治療法が乱立したが，最終的には高周波びらん治療によって完成され，びらん治療法の決定版となった感があり，この後に新しい治療法の発表は殆どなくなっている．

要は治療が必要と判断された時点で，その後問題になるのは治療方法の選択であるが，この点でも既に結論が出ており，高周波凝固治療法を選択することに異議を唱える者はなかろう．

II. 高周波凝固法の原理

家庭用電流のごとき低周波を人体に通電すると，疼痛や痙攣を起こすが，高周波電流ではジュール熱の発生以外，副作用はないとされている．一方，蛋白は熱により凝固壊死を生じることは周知のごとくで，前述のジュール熱でもって，腟部びらん部の組織，細胞を凝固壊死させ，そのあとに肉芽組織の発生を促し，扁平上皮化させることにある．

III. 術前，術後検査と腟部びらんの診断およぴ術前，術後の癌検診の必要性

ある程度以上の腟部びらんならば，われわれ産婦人科医なら誰しも診断し得るものである．

しかし，そのびらん面に存在する変化が良性か悪性かは必ずしも容易に判断

し得るものではない．とくに軽度異型上皮，高度異型上皮，上皮内癌，微癌，浸潤癌の区別に及んでは，診断を入念に行わねばならない．

　10年余に及ぶ十分なる研究から，下平氏は5mm以内の微癌なら，高周波凝固法で完全に治療させ得ると断言しておられるが，現在の段階においては，残念ながら，早期癌の治療法として本法を応用することに関しては，万人の賛同にやや欠けるところのあることも否定できないからである．

　ともあれ，びらん治療に先立ち，行わねばならぬ最小限の検査としては，次のごとくであり，本法以外の冷凍凝固法やその他の治療法にあっても，その必要性が唱えられているのと同様であろう．

　　1）　視　　　診
　　2）　コルポスコープ
　　3）　細　胞　診
　　4）　必要ならば病理組織診も行う

　それぞれの検査法の詳細は，他の文献や成書に譲るとして，凝固治療を行った後に進行癌であったことに気付いて，取り返しのつかぬようなことのないためである．

　なお，治療後の定期検診として，コルポスコープと細胞診ぐらいは，必要不可欠の検査であると考えている．

IV. 高周波凝固法の手技

　本法は外来通院療法で十分行い得る．すなわち，まず患者を内診台にあげ，外陰部の消毒および腟洗を行った後に，臀部に対極板を密着させ，クスコー氏または藤村氏腟鏡にて子宮腟部を十分露出する．

　次に高周波凝固器のメスホルダーに，半球形のメス（active electrode）を固定し，電源をonにし，そのまま約30秒待ち，フットスイッチを踏んでindicatorランプの点灯することを確認したうえで，実際の治療に移る．すなわち，active electrodeをまず外子宮口より約5〜10mm頸管内に挿入し，フットスイッチを踏む．数秒後ジュール熱により，まず頸管粘液および頸管粘膜部の水分が音を立てて沸騰し，水蒸気を発生するようになる．この頃からelectrodeの周辺にあった赤色のびらん面は，急激に白色に変わり，熱凝固の開始される状態が一見してわかるようになる．さらに通電を続けると水蒸気の発生は一層激しく

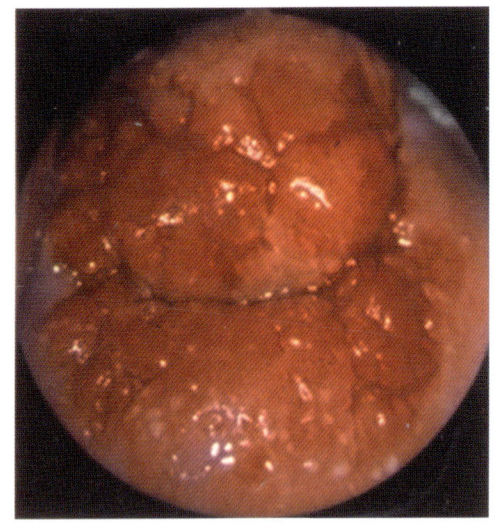

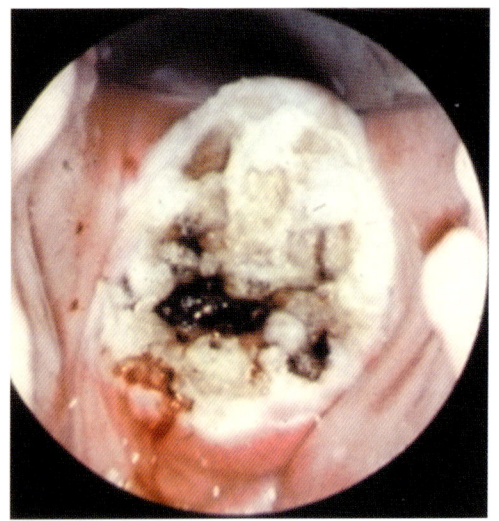

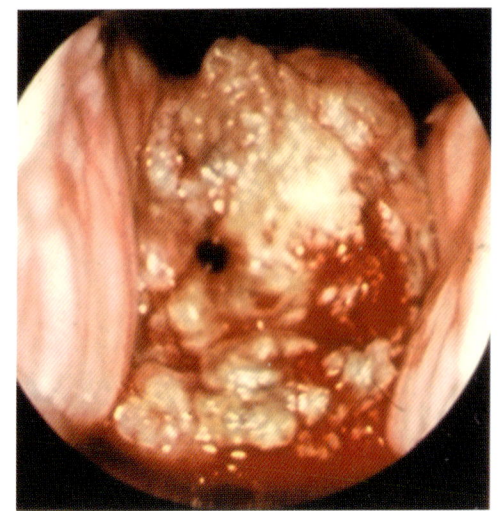

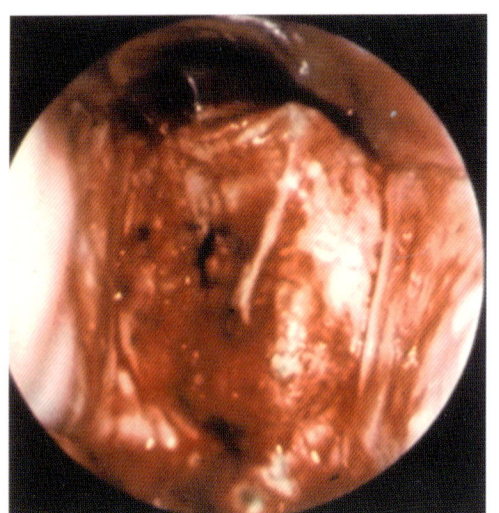

| 治療前 | 高周波凝固直後 |
| 術後1週目 | 術後2週目 |

■写真12　頸部びらんに対する高周波凝固法■

なり，やがて水蒸気の発生が止んで間もなく，高周波電流の比抵抗が急激に増加し，electrodeの表面に炭化が生じ，極く小さい放電現象を生ずるようになる（ただし，実際には炭化を生じる少し前に通電を止める）．必要な場合には頸管部の凝固を2～3回，方向を変えて十分に凝固する．

　頸管部の凝固が終了した後，外子宮口より外部へと凝固を広げて行く．びらん面の凝固は，上述の方法を繰り返すだけであるが，白色に凝固した部分の周

IV. 高周波凝固療法の手技　47

術後2週目後半　　　　　　　　　　術後4週目

術後5週目　　　　　　　　　　　　全　治

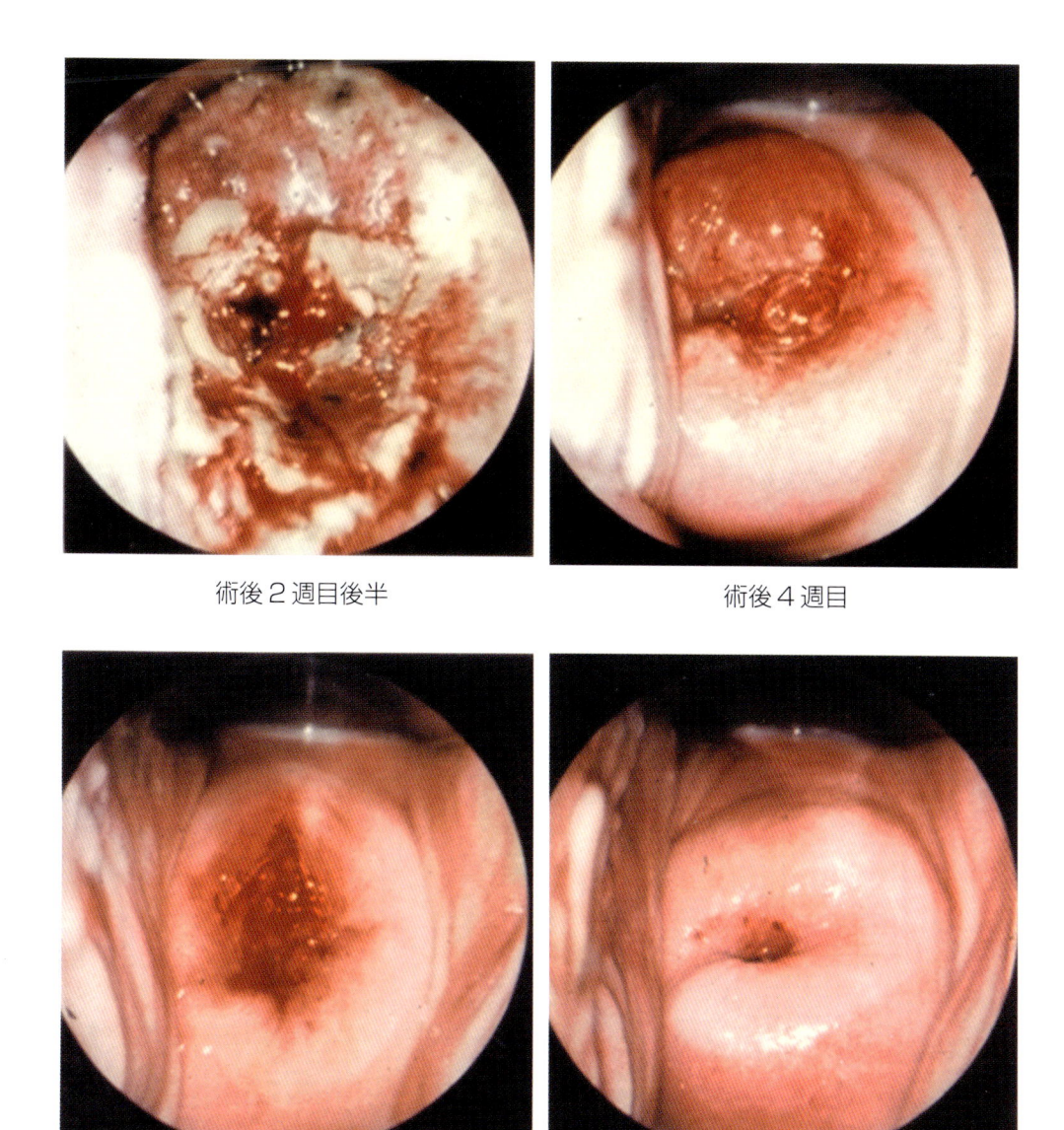

辺が重なり合う程度に行うのがコツである．なお，この際，ナボット卵の存在
する人では，かなり大きい音をたてて，パチッと破裂する音が数回に及び生ず
ることもあり，ナボット卵の破裂時には，内容物が粘液状にまたは白色に凝固
され米粒〜粟粒大の白い塊として排出されている．

　凝固の範囲はびらん面の約4〜5 mm外側に及ぶところまで十分に行うこ
とも，びらんを完全治癒させる一つのコツである(写真12)．

さらに凝固完了前にelectrodeを決して凝固面から浮かさないことも大切な要点である．凝固終了前に電極を浮かせると，普通の電気焼灼と変わらなくなり，放電，炭化が生じ必要な深さにまで凝固が及ばないからである．
　以上の治療法は凡そ3～5分，とくに広範囲のびらんでも7～8分で終了する．治療中大部分の患者は多少の生理痛様の下腹部痛を訴えるが，殆どの患者は対話しながら行える程度であり，とくに神経質な人とか，恐怖心の強い患者では稀に麻酔を要求するので，このような場合，筆者は適当な静脈麻酔を行うようにしている．ただし，実際にはこのようなケースはきわめて少なく，180余例中5例のみであった．
　術後は多少とも軽い下腹部痛あるいは違和感を訴えるものが多く，5～10分間安静室に休息させ，そのまま帰宅せしめる．

V. 術前，術後のインフォームドコンセント

　術前に本人のコルポスコープの写真と，本法によって治療した患者のコルポスコープの写真を示しながら，凝固治療の効用，経過，術後の注意などを詳細に説明し，とくに性交の禁止などの点で，夫にも十分理解してもらい，夫の同意を得たうえで，始めてこの手術を行うからと予め説明している．
　術後の注意としては，
　(1) 入浴は当日のみ避け，翌日からは可とする．
　(2) 術後1～2週間は水様性の悪臭ある帯下が著しく増加することを説明し，その臭気を取るために，葉緑素を含有する膣錠を自分で膣内に挿入するよう命じる．この場合，緑色の帯下が多量になることは当然のことであるが，このことも説明しておく．
　(3) 術後3週頃が一番出血しやすい状態になり，人によってかなりの出血をみる場合もあるが，月経程度までならば心配のないことを十分説明し，少しでも出血傾向の出てきた時期には，とくに重労働や自転車などを禁止するよう予め注意し，なお月経以上の出血や凝血の多いときには来院するよう説明しておく．
　(4)性交は，とくに4～5週間完全に禁止する必要のあることは，術前から注意しておくが，1週間に1度通院せしめ，接触出血の可能性がなくなったと判定した時点で性交の許可を与える．

なお，副作用や術後合併症についても予め説明しておくべきである．

VI. 高周波凝固法の治癒経過ならびに組織学的経過

　高周波凝固法によって治療した場合の治癒経過は特有のものであって，その1例を示したのが写真13〜19のごとくである．

　写真13は治療直前のコルポスコープ像であり，凝固直後は白色の壊死部が凝固部全面を覆い，なかに一部炭化傾向を示した褐色の部分を混える（写真14）．1週間目〜2週間目にかけて，壊死部は縮小傾向を示し，健康粘膜と組織が表面から少しずつ脱落を示すようになり，凝固組織の周辺部が浮き上がり始める像もこの頃から認められる（写真15）．

　3週目に入ると，壊死部はますます縮小し，壊死痂皮とその下の肉芽組織が浮遊し始める傾向を強め，帯下も血性に傾きやすくなり，うすい血性帯下に脱落痂皮を混じえた，きわめて複雑な帯下となる．

　4週目には殆ど完全に痂皮は脱落し，肉芽が露出し，表面に血管が現れているため，それが赤い点状に見え，一部残った薄い壊死組織や肉芽組織が島状に入り混り，きわめて複雑な像として受け止められるようになる（写真16）．

　5週目〜6週目には，早いものでは5週目に既に全面美しい扁平上皮で覆われるようになり，また一部は肉芽組織を残しながらも，周辺から扁平上皮が著しい勢いで進入して行く像が認められる．

　6週目には殆ど全例が，全面美しい扁平上皮で完全に覆われ，術前の子宮腟部とは全く別人の腟部のごとくなっている（写真17）．

　極く稀に，外子宮口ないしは頸管部に粘膜ポリープのごとく残存するものもあり，また赤い点状に頸管腺組織の残存するものもあるが，これらはいずれも凝固不十分のものに起こる現象である（写真18，19）．この場合は残存部を小グループで再凝固するか，電気焼灼を行うことで完全に治癒させることができる．再凝固を行わずとも1〜2ヵ月後には，殆ど著明に縮小し自然治癒する．しかし，この場合の治癒はepidermidationによるもので，できれば再凝固により完治せしめた方が望ましいと考えている．

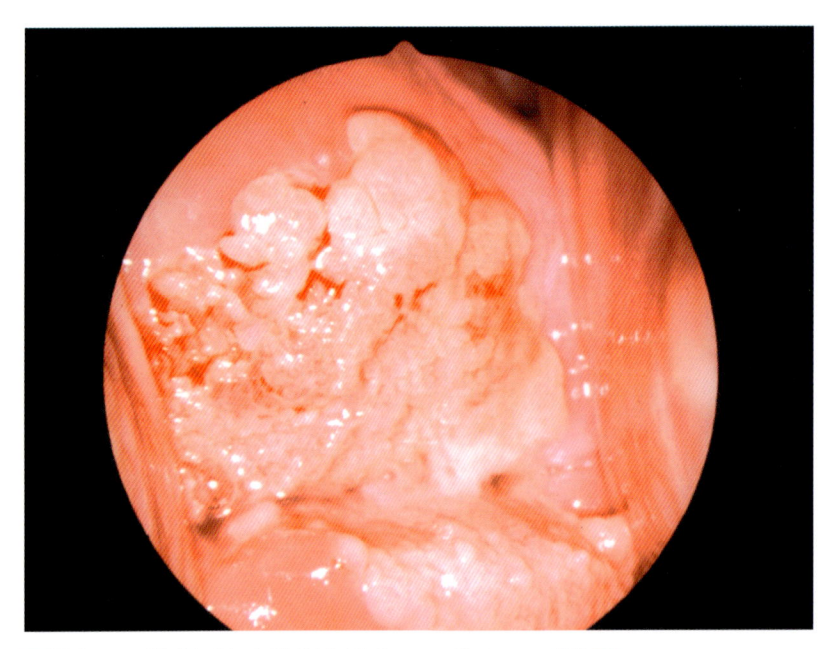

■写真13　腟部びらん治療直前のコルポスコープ像■

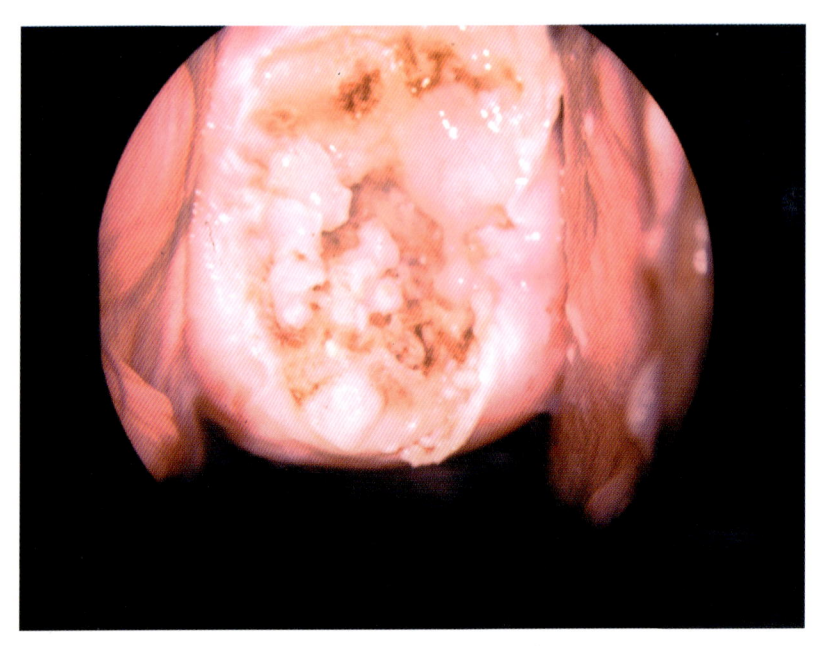

■写真14　高周波凝固直後のコルポスコープ像■

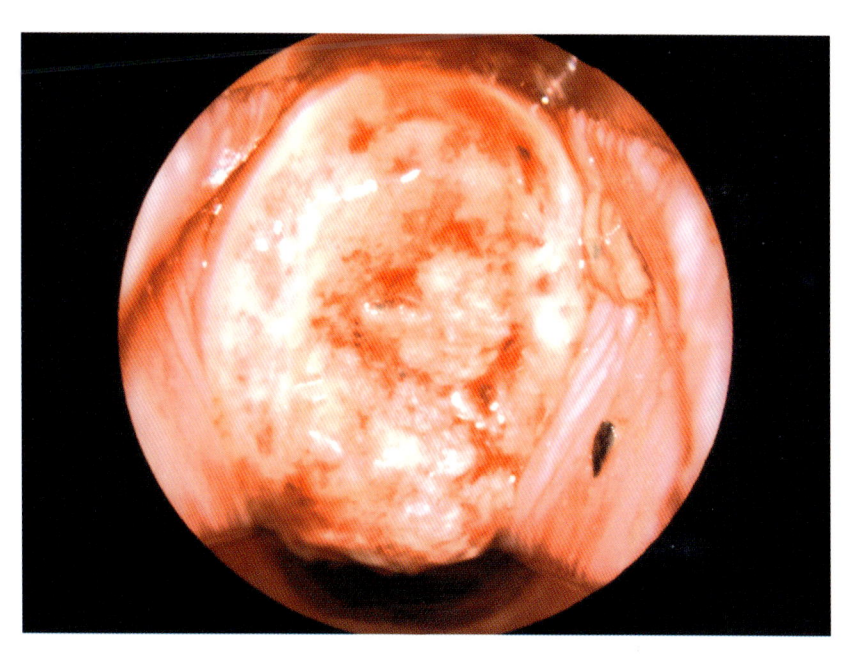

VI. 高周波凝固療法の治癒経過ならびに組織学的経過　51

■写真15　高周波凝固療法後2週目頃のコルポスコープ像■

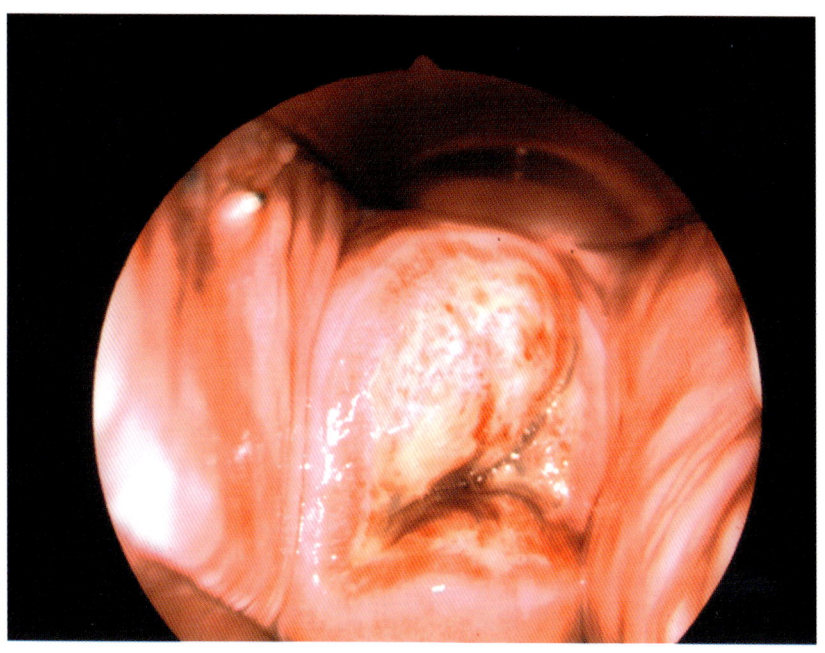

■写真16　高周波凝固療法後4週目のコルポスコープ像■

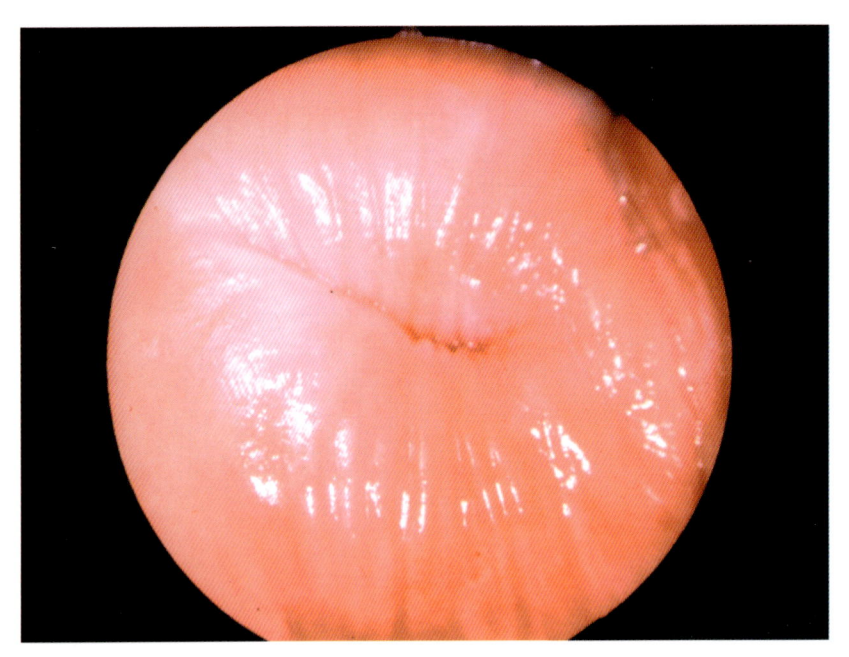

■写真17　高周波凝固療法後6週目のコルポスコープ像■

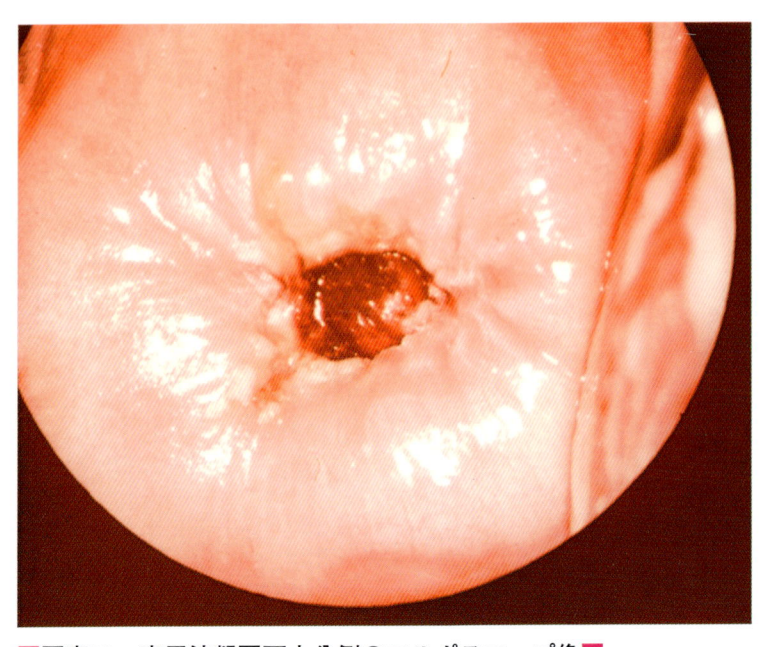

■写真18　高周波凝固不十分例のコルポスコープ像■

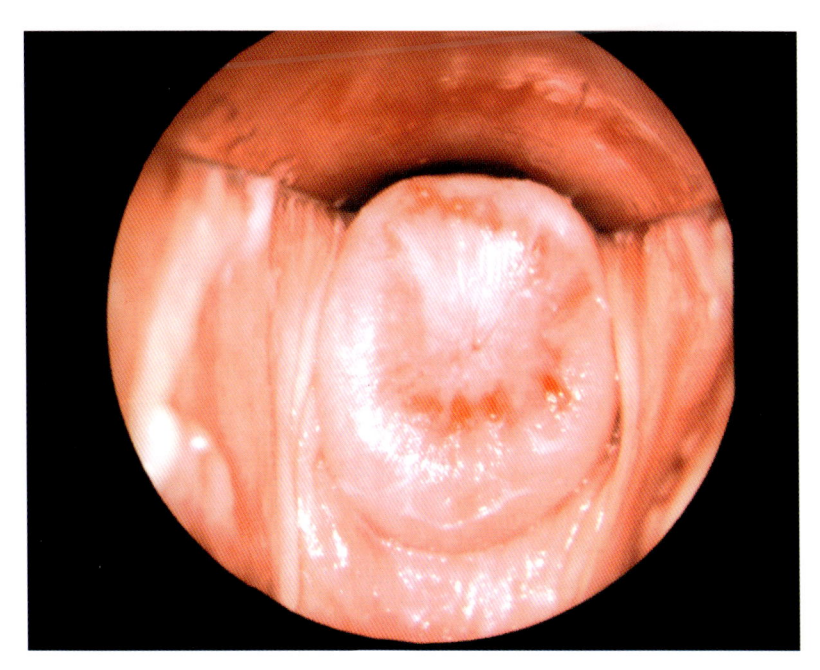

■写真19　高周波凝固不十分例のコルポスコープ像■

VII. 治 療 成 績

　昭和50年10月より51年8月までの間に184例について，高周波凝固治療を行った筆者の成績をまとめたのが表18である．
　いずれにしても，無効例は1例もなく，術前に比較して何％縮小したというごとき曖昧な表現でもって有効と判定せねばならぬものも1例もなく，ただポリープ状に残存したものや，点状に内膜組織の残存したものも再凝固により完全に治癒せしめ得た．

表18　子宮頸部びらんに対する高周波凝固治療の成績	
全くびらんの消失したもの	168
点状にわずかのびらんを残して治ったもの	9
中央部にポリープ状に残して治ったもの	7
術前に比較し縮小したが，びらんの残ったもの	0
無　効　例	0

したがって，本法による治療効果は90～99％以上といって過言ではない．

なお，びらん治療研究会が1968～2000年までに集計した全国的なデータによれば，43,843例中40,394例が一次完治し，92.1％である．その後再治療も含め，1年後では94.0％，2年後では96.0％，3年後には98.0％の成績を収めている．

VIII. 副作用および問題点

1．帯下の増加

帯下の増加は，本法による治療法の最大の副作用と言わざるを得ないが，壊死部の下部周辺組織より分泌されるリンパ液と，それに加わる僅かの血性分泌物，および壊死組織の脱落片によるもので，悪臭は著しく強い．

ただし，この悪臭は葉緑素を含む腟錠を挿入した場合には，ほとんど消失し，患者の訴えはない．

治療後には全例において，帯下は著しく減少し，頸管帯下による帯下を主訴としていた頑症例においても，以後帯下の訴えは完全になくなる．

なお，その後，葉緑素を含んだ腟錠の製造は中止されたが，最近われわれの研究により，術後悪臭を発するものは，術前にgardnellaが存在した症例にきわめて多く，したがって術後フラジール腟錠を挿入することにより，ほとんど訴えはなくなっている．

2．出　血

少量の出血も含めれば，ほとんどの例において，たとえ一時期にしろ存在することは事実であり，80～90％に達する．しかし，月経程度あるいはそれ以上の出血を訴えるものとなるとせいぜい20～30％であり，これらのほとんどは何らの処置もせず5～7日で自然に止血するが，今少し程度の強い数例にはパンセミパウダーとガーゼタンポンで止血したものやオキセルガーゼで止血させ得たものも存在する．

さらに，これらの処置では止血に成功せず，強出血のあったものに対し，止む得ず観血的な手術を行ったものが2例だけ存在する．

この2例はいずれも経産婦であり，うち1例は過去の分娩で明らかな頸管裂傷の既往歴を有し，今1例も一見陳旧性頸管裂傷は肉眼的に認められないが，

過去の人工妊娠中絶時，止血せず，輸血を受けたとの訴えがあり，いずれも陳旧性頸管裂傷を有したことが十分推察され，今回の凝固法により，凝固部が陳旧性頸管裂傷部に及び，その治癒過程で血管の破綻を生じたためのものであると判明した．2例ともクローミックカットグットのemmet縫合により完全に止血し，その後2週間でびらんも出血も完治した．

3．外子宮口狭窄および子宮腟部の縮小

高周波凝固法により，稀に外子宮口の狭窄を生ずることがあるが，完全閉鎖をきたした症例は筆者の経験では1例もない（写真20）．

しかし，外子宮口の狭窄傾向があることは事実であり，未産婦の老人に時として見られるような，月経の終了が長引くようになった症例を2例，人工妊娠中絶を行う際に子宮ゾンデの挿入にやや困難を感じたもの2例を経験した．しかし，いったんゾンデが挿入されると，子宮頸管拡張には何らの強靭さも感じさせず，スムースに拡張し得ることが出来たことや，凝固治療後に妊娠し，分娩に至った3例の症例において頸管強靭を認めず，通常の経産婦同様子宮口はよく開大したことなどから，本法による子宮口の狭窄は，外子宮口のレベルでのみ生ずるもので，それ以上の頸管には何らの影響を受けていないことを示していると同時に，びらん面の扁平上皮化も，皮膚などにみる瘢痕形成のごとく

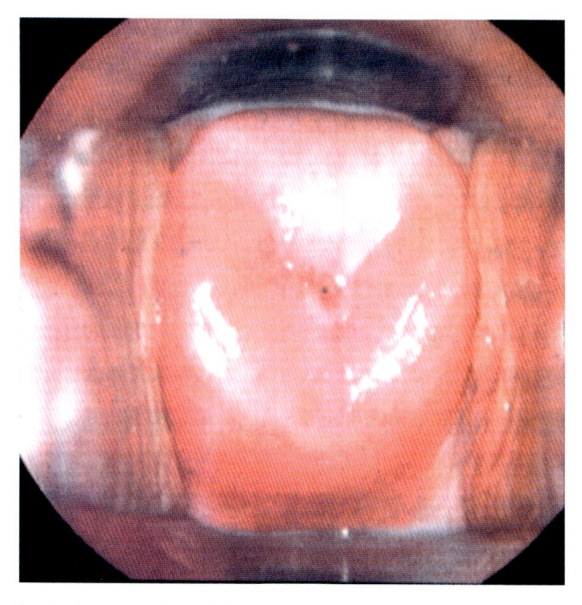

■写真20　高周波凝固法により外子宮口の完全閉鎖例■

強靭なものでないことを示唆している．組織の修復過程における臓器の特異性によるものであろう．

　子宮腟部縮小傾向については，術前術後の子宮腟部の大きさを対比すれば，一見して判ることであるが，症例によっては著しく縮小しているものもあり，あまり著明でないものもあるが，詳細は目下検討中である．

4．上皮内癌および異形成腟部びらんへの応用

　最近，冷凍凝固法のこの面への応用に関する研究をみるに，凝固の深さ，程度，修復時に現れる異形性細胞等の問題点が論じられ，賛否両論の状態にある．一方，高周波治療法にあっては，下平氏によればCa. in situ はおろかmicrocarcinoma, early invasive carcinomaに対しても十分応用し得るとしている．また，これに正面から反論する論文も見いだせない．

　今日の一般通念として両凝固法による治療において，凝固深度が5 mmほど完全に壊死させることができるならば，その治療法はDysplasia Ca. in situ, microcarcinomaの治療法として応用されることは，諸々の文献により示唆されているところであり，理論的にも妥当であると言って過言ではあるまい．今日，冷凍凝固法のこの面への応用に"待った"をかけられつつあるのも，この点に主因があるが，いずれにしろ癌予防あるいは早期癌の治療に従来の大手術に代わって，凝固手術法が応用されるようにでもなれば，癌撲滅に大きく一歩近づいた，理想的な方法となるであろうことは確かである．

　昭和50年当時，私も高周波凝固法を癌予防あるいは異型上皮，Ca. in situへの応用を試みたく考えているので，これに先立ち，高周波凝固法の深度および組織の壊死程度を知る目的から，1，2の実験を試み，深度は十分5 mmに達すること，および壊死の程度も冷凍凝固法と比較ならぬ高度完全なものであることを認めたので，症例はきわめて僅かであるが，異型上皮3例，Ca. in situ 2例に応用する機会があり，全例において現在までのところ組織学的にも，細胞診学的にも満足する成績を得ている（ただし，1980年以降はCIN II 以上の症例には高周波円錐切除術を行っている）．

　筆者としては，今しばらく異型上皮〜上皮内癌までの応用にとどめ，症例を重ねたいと考えている．

　なお，治療後のfollow upは慎重を期さねばならぬことは，十分胸に刻んでいる心算である．

5．びらん治療後の治癒機序

　子宮外飜，仮性びらんの上皮再生に関しては，reserve cellの働きによって，扁平上皮化生の生ずることは，今日既に定説として認められているが，冷凍凝固法の修復機序もほぼこれに準ずるものとされている．一方，高周波凝固法による修復機序は，通常の創傷治療と同様，肉芽組織の出現と，その周辺の健康な扁平上皮の侵入によるものであると推定されている．私もこの点を明白にするため，凝固直後，2週目～6週目の治癒過程にある子宮腟部のcolposcopeと，その時点での病理組織を対比し検討した結果，治癒経過中にpunch biopsyを行った20例中，1例もreserve cellの出現や扁平上皮化生の像は認められず，肉芽組織への周囲扁平上皮の侵入に基づく修復であることを確認した(写真21，22)．

　なお，本稿執筆中(1977年)に発行されたDie Kolposkopie in der Praxis Von Herbert Cramer & Gerhart Ohlyの増淵氏訳版に，当時本邦では恐らく初めてであろうと思われる電気凝固壊死後の修復過程の病理組織が発表されたことを知ったが，そこでHerbertらも周辺扁平上皮の侵入によるものであることを支持している．

結　　論

　著者も久しく子宮腟部びらんの治療に携わってきたが，その間いろいろと治療法を模索した者の一人である．今日，産婦人科領域でも，腟部びらんの治療法として脚光を浴びている冷凍凝固法も2～3年間試みてきたが，現在われわれ開業医が入手し容易に使用し得る機種にもよるのかもしれないが，たとえ2回冷凍法，3回冷凍法と行っても，期待した十分な効果は望めないのが現実であろうと思われる．

　さて，高周波凝固法による治療法は，筆者も10年前に一度試したことがあるが，今にして思えば，当時正しい方法を知らず，また機械の選択の誤りなどから電気焼灼と変わらない治療法でもって治療していたため，十分な効果が得られず中止していたが，今回たまたま下平氏より直接の指導を受ける機会に恵まれ，改めて高周波凝固法の臨床応用を試み，約1年間に200余例の症例を扱い，十分満足する結果を得た．

　子宮腟部びらんの治療法として，冷凍凝固法と高周波凝固法を比較するとき，開業医という立場から，自由な判定を決めさせて頂けるならば，肉眼的あるいはcolposcopieにも，明らかに後者に軍配が挙げられるであろう．

　もちろん，本法による治療法の後遺症の問題，とくに子宮腟部の変化から生

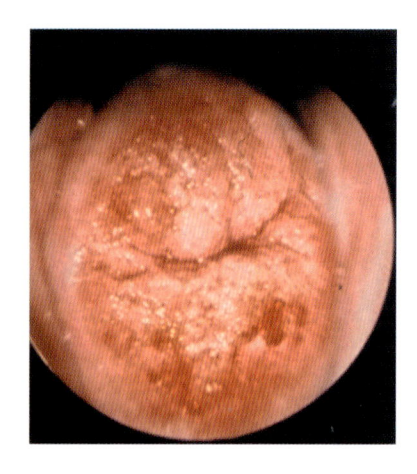

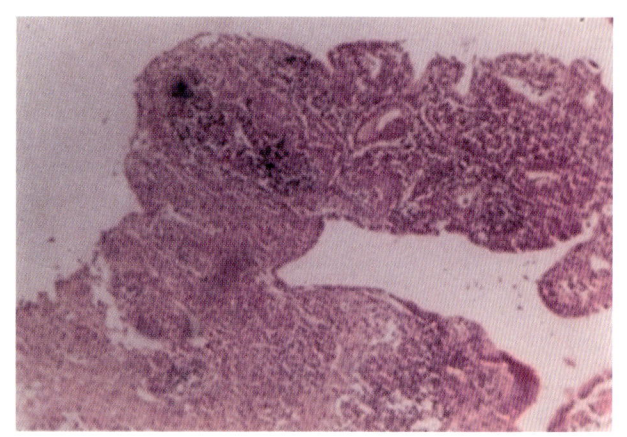

58　追補　子宮頸部びらんの治療法

凝固直前

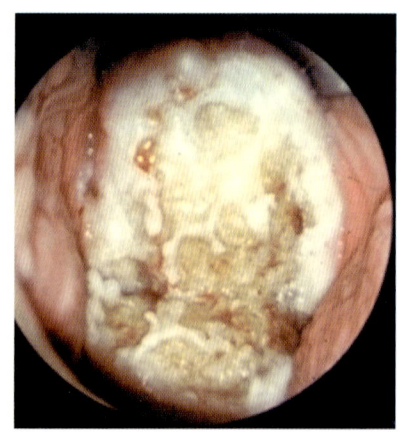

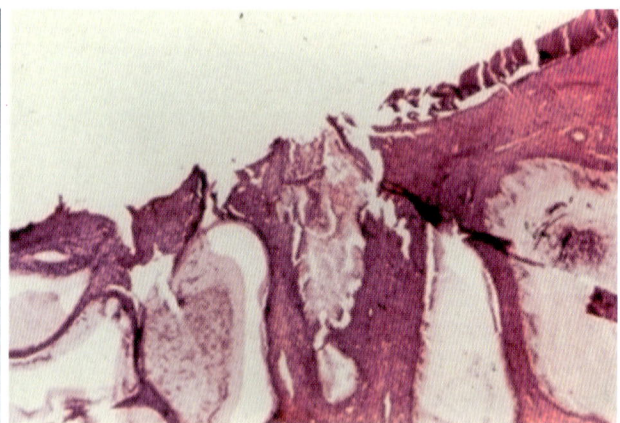

凝固直後

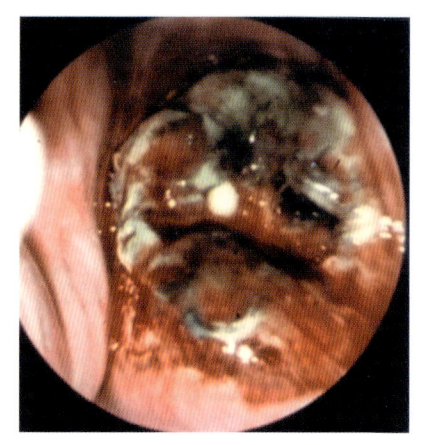

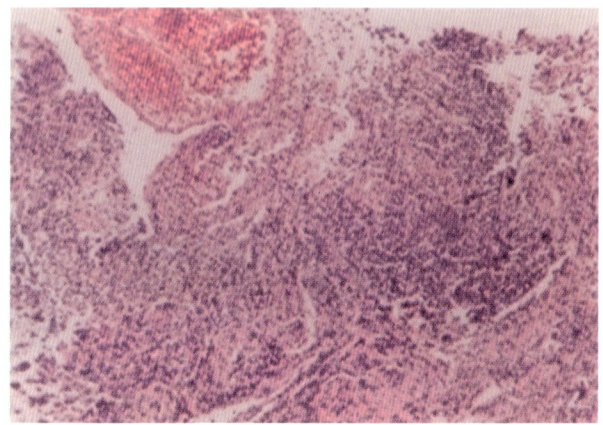

凝固後2週目

■写真21　頸部びらん治療後の治癒機転(1)■

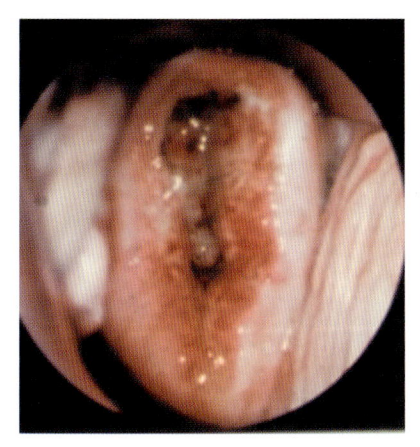

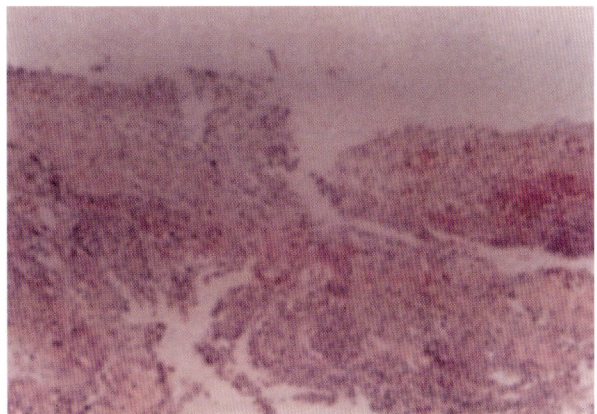

VIII. 副作用および問題点　59

凝固後3週目

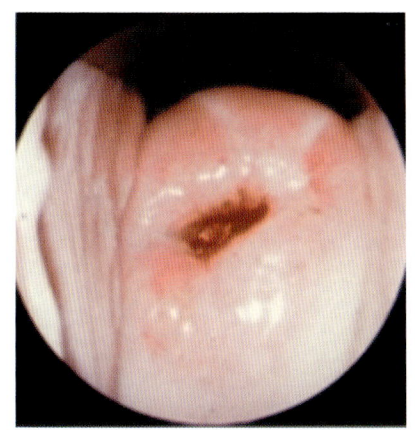

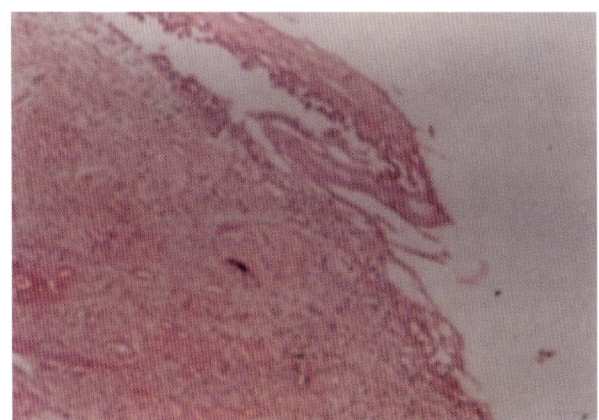

凝固後4週目

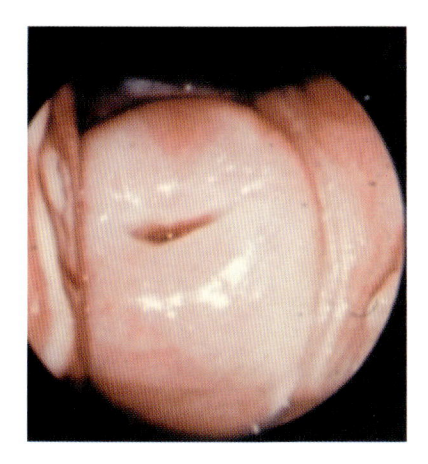

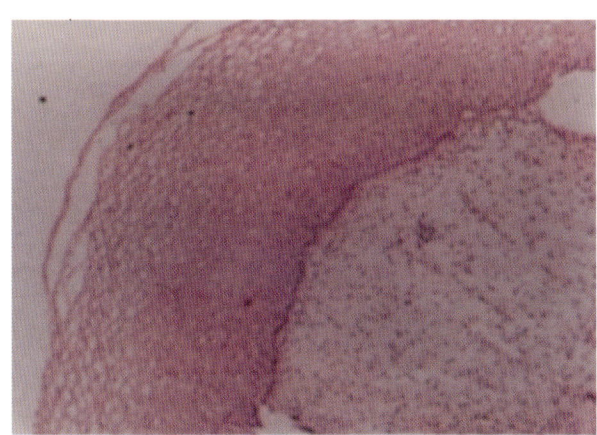

凝固後6週目

■写真22　頸部びらん治療後の治癒機転（2）■

ずる妊娠分娩に及ぼす影響，外子宮口狭窄，SCJの頸管内転移に基づく将来の癌検診に及ぼす影響などは，未だ十分100％安全性を証明され尽くしたものとは考えていないが，この点に関しては，今後さらに十分なる追試検討が望まれよう．さらに，高周波凝固による治療を行った場合の組織学的背景についての発表は皆無に等しく，滝　一郎（元　九州大学教授）もこの点についての研究の必要性を指摘されている．かかる点から，その方面の研究に多少なりとも資する処があればとの目的から，高周波凝固治療を行った場合の直後および治癒過程における組織像についての研究を行いつつあるが，今回はその一部を掲載した．

　下平氏によって開発された高周波凝固法による子宮腟部びらんの治療法は，わが国における画期的な方法であると言っても過言ではなかろう．既に10年以上にわたって行われ発表されながら，これが少なくとも本邦において十分認識されていない背景には，出血や後遺症の懸念もさることながら，本法が開業医を中心に行われつつあること，したがってまた追試はされていても，追試の報告者のないこと，自ら下平式と名付けたことに対する追試者の内面的抵抗などに起因するのではなかろうかとさえ考えたくなる．他方，とくに関西以西で本邦がほとんど普及されていない事実は，地理的な影響によるものであろう．

　いずれにしろ，かつての太田リングのごとき後轍を歩まぬためには，もっと広い使命感から，高周波法の良さを，大研究機関，大学などが冷凍凝固の追試に傾けた熱意と同等の熱意を高周波凝固法にも向け，多数の追試が続々と出現し，再認識され，無用な長い月日をびらん治療に費やしている多数の患者を一日も早く全治してあげられることを望む次第である．

　くれぐれも，ドイツやアメリカからの逆輸入になって初めて再認識をというようなことのないことを強調したい．

　なお，現段階で結論を出すことは，多少の反論があるかも知れないが，Ca. in situ やmicrocarcinomaに対しても完全治癒が望めるとすれば，あるいは癌予防と早期治療に寄与するところ著しく大であり，事実可能性は十分あるものと考えている．

■文　　献■

1) Herbert C & Gerhart O : Die Kolposkopie in der praxis（増淵訳），1975.
2) 長谷川寿彦，筒井章夫，栗原操寿：冷凍療法の現況と将来．産婦治療　28(5)：546-554, 1974.
3) 佐伯政雄，大塚英郎，黒島義男ほか：子宮腟部「びらん」の治療法－特に手術的

療法の在り方．産婦治療　15 (5)：493 - 503，1967．
4) 下平和夫，清水昭造：高周波焼灼による腟ビランの治療．産婦治療　11 (6)：1965．
5) 下平和夫：子宮腟部びらんをめぐって－私の治療法：主として高周波凝固と冷凍法－．産婦実際　22 (9)：710 - 721，1973．
6) 下平和夫：びらん外来．産婦実際　24 (3)：1975．
7) 新太喜治，橋本威郎，田中良憲ほか：子宮頚部前癌病変の Cryosurgery (凍結療法)．産婦治療　27 (6)：418 - 426，1973．
8) 竹内正七：子宮腟部びらんの治療限界．産と婦　34 (8)：1015 - 1019，1967．
9) 滝　一郎，杉森　甫，浜崎康夫ほか：子宮腟部びらんと Cryosurgery (凍結療法)．産婦治療　29 (4)：418 - 426，1974．
10) 安井修平：子宮頚部びらんの治療法．産婦治療　18 (3)：285 - 288，1969．

著者略歴

谷口　定之　昭和6年(1931年)9月30日　生

1950年	大阪学芸大学（現：大阪教育大学）　予科修了
	大阪薬科大学　入学
1954年	第6回薬剤師国家試験合格
	大阪医科大学　入学
1956年	薬剤師名簿に登録（第73074）
1958年	大阪医科大学　卒業
	大阪逓信病院（現：大阪NTT病院）においてインターン開始
1959年	第26回医師国家試験合格
	医籍に登録（第169693）
1960年	日本電信電話公社　大阪逓信病院産婦人科に医師として採用される
1961年	優性保護法指定医資格取得
	同　附属看護学校　非常勤講師兼任
1965年	日本電信電話公社　大阪逓信病院　退職
	社会福祉法人厚生会　高津病院産婦人科部長として就任
1967年	医学博士号学位記授与される
	主論文　β-guluculonidaseに及ぼすSexagen性ホルモンの影響に関する基礎的ならびに臨床的研究
1970年	社会福祉法人厚生会　高津病院　退職
	谷口医院　開設
1979年	谷口産婦人科と名称変更
1986年	谷口病院を開設　病院長に就任
1987年	日本産科婦人科学会認定資格取得
1991年	医療法人定生会　谷口病院と組織変更し　病院長兼理事長に就任
1992年	優性保護法（現：母体保護法）指定医研修期間指導医
	日本産科婦人科学会認定医指導施設指導医に認定される
1996年	関西鍼灸短期大学　非常勤講師兼任
1997年	泉佐野泉南医師会立看護高等専修学校長　兼任
2002年	泉佐野泉南医師会立看護専門学校長　兼任

役　歴

1979年	大阪産婦人科医会　評議員　2期4年
1983年	大阪産婦人科医会　理事　3期6年
1991年	大阪産婦人科医会　評議員　5期10年
1997年	泉佐野泉南医師会　理事
1999年	泉佐野泉南医師会　副会長兼看護専門学校長兼務

賞　罰

1989年	日本母性保護産婦人科医協会　会長賞　受賞
1999年	同　上　　　　　　　　　　受賞

著　書

1977年	高周波凝固法による子宮腟部びらんの治療	産婦人科治療（永井書店）
1980年	子宮腟部病変の高周波治療に関する研究	大阪府医師会雑誌
1992年	CINに対する根治的高周波円錐切除術	産婦人科治療（永井書店）
1993年	高周波円錐切除器－根治的高周波円錐切除術	産科と婦人科（診断と治療社）
1997年	CINに対する高周波凝固法ならびに根治的高周波円錐切除術	産婦人科治療（永井書店）

CIN に対する円錐切除術 —谷口式根治的高周波円錐切除術のすべて—
ISBN4-8159-1662-4 C3047

平成15年4月1日　第1版発行

著　者	谷　口　定　之
発行者	松　浦　三　男
印刷所	服部印刷株式会社
発行所	株式会社　永　井　書　店

〒553-0003　大阪市福島区福島8丁目21番15号
電話 (06) 6452-1881 (代表) / ファクス (06) 6452-1882

東京店
〒101-0062　東京都千代田区神田駿河台2-4
電話03 (3291) 9717 (代表) / ファクス03 (3291) 9710

Printed in Japan　　　　　　　　　　©TANIGUCHI Sadayuki, 2003

・本書の複製権・翻訳権・上映権・譲渡権・公衆送信権 (送信可能化権を含む) は, 株式会社永井書店が保有します.
・JCLS ＜(株)日本著作出版権管理システム委託出版物＞
本書の無断複写は著作権法上での例外を除き禁じられています. 複写される場合には, その都度事前に (株) 日本著作出版権管理システム (電話03-3817-5670, FAX03-3815-8199) の許諾を得て下さい.